自律神経を整えるストレッチ

原田　賢

青春新書
INTELLIGENCE

その不調、体の歪《ゆが》みからきているかもしれません――

なんだか疲れが取れない。
疲れているはずなのに熟睡できない。
頭痛や肩こり、めまいに悩まされている。
ふと気がつくと、
不安や心配事が頭の中でグルグル回っている……

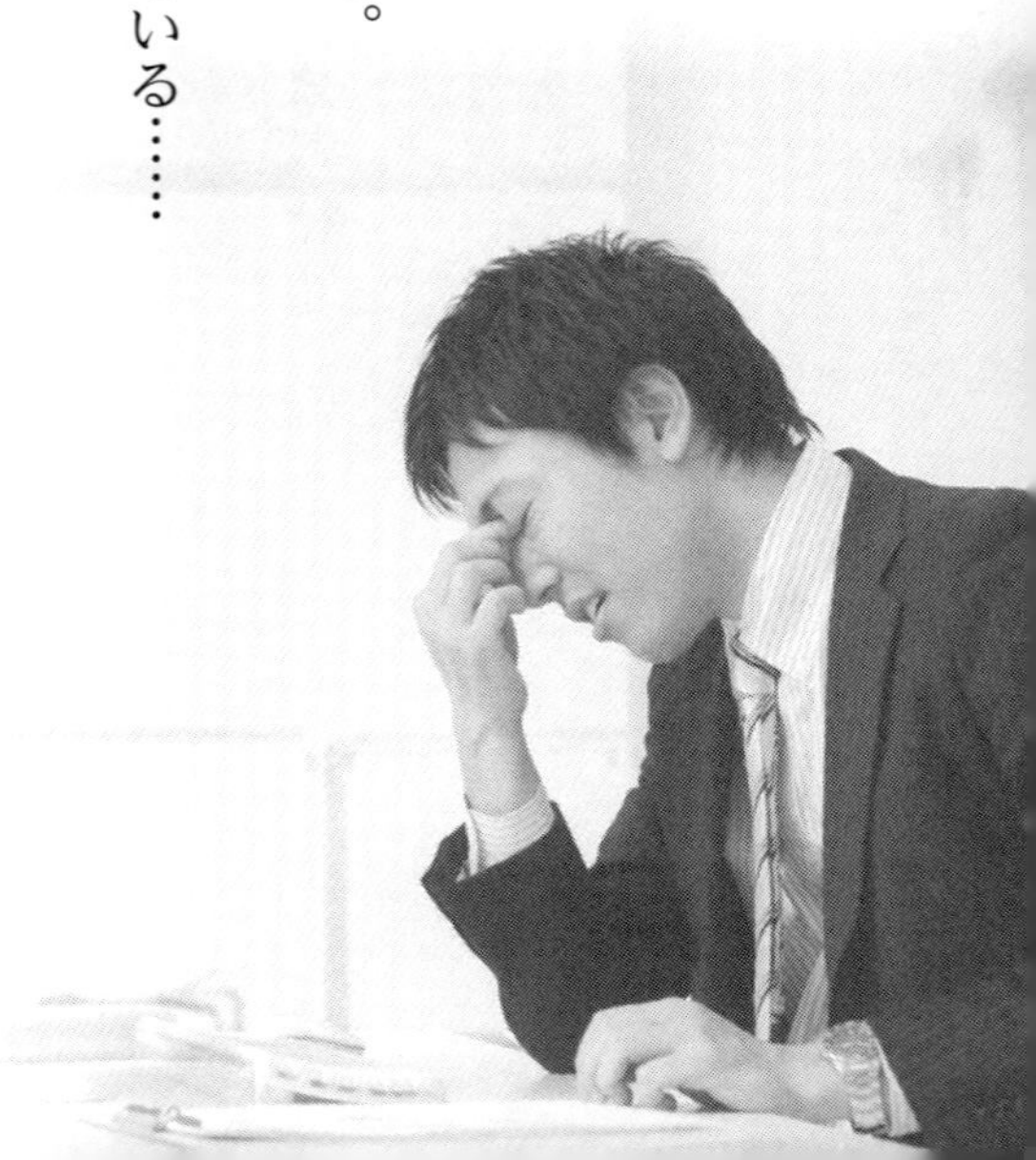

そんな自律神経の乱れからくる不調を抱えている人の多くは、
筋肉のハリやコリ、体の歪みを抱えています。
それが神経の働きを悪くして、
バランスを崩す大きな原因になっているのです。

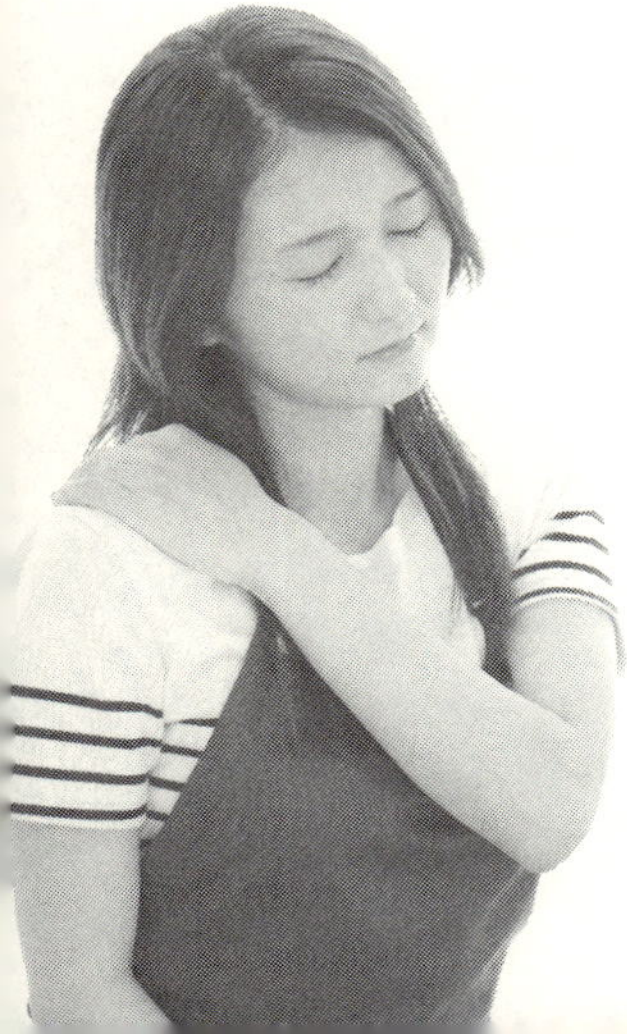

そんな状態で、
いくら体を休めても、
自律神経に効くといわれる
リラックス法をおこなっても、
またすぐ元の状態に戻ってしまいます。

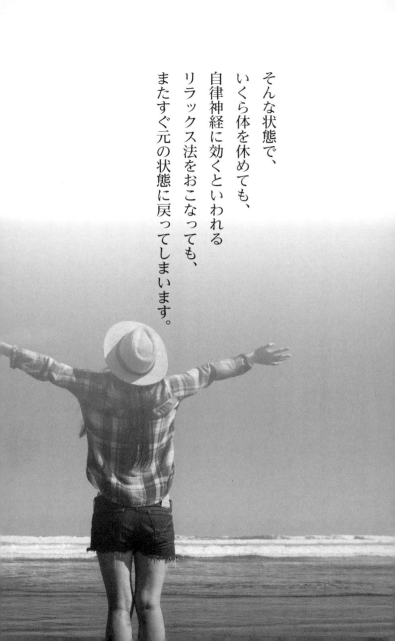

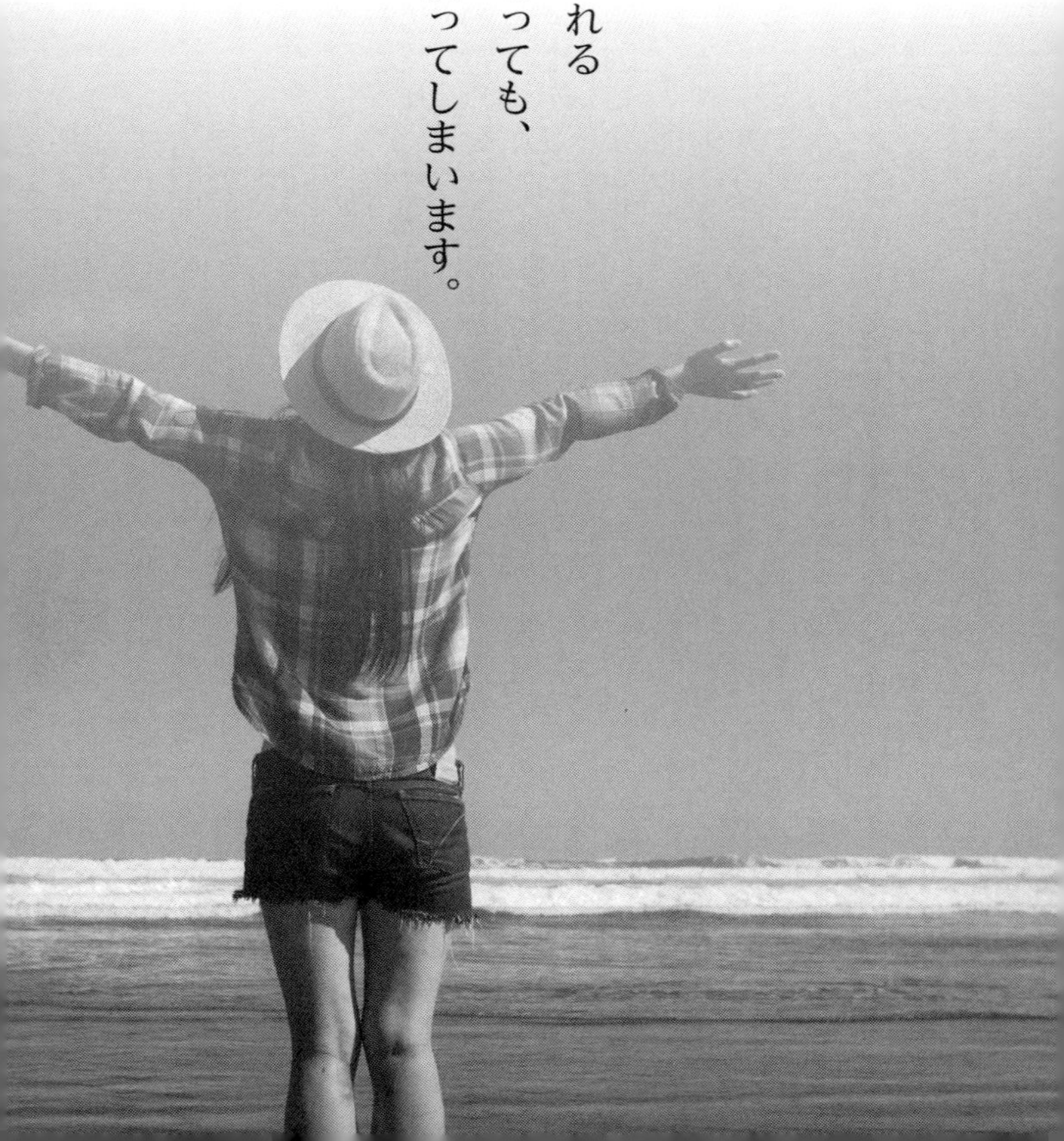

だから、まずは整体的アプローチで
体をゆるめ、整えていくことが、
自律神経のバランスをよくし、
元気な心と体を取り戻す近道なのです——

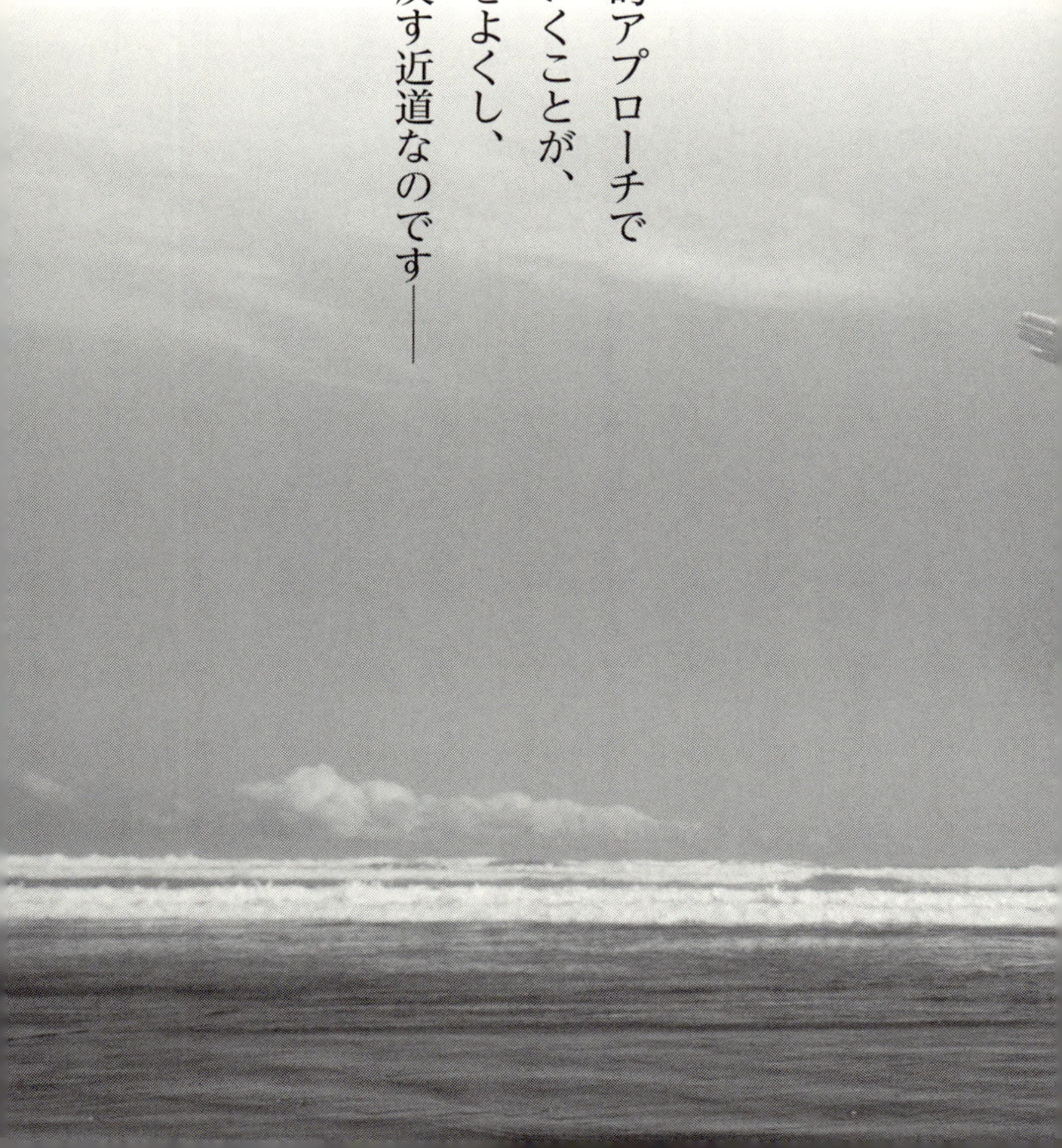

私は現在、東京の郊外で「自律神経専門」の整体院を開設し、年間延べ2000人の患者さんの回復のお手伝いをさせていただいています。

そんな私も、サラリーマン時代、1日2〜3時間という睡眠時間しか取れない過酷な仕事環境の中で、自律神経のバランスを崩し、うつ病になって、休職した経験があります。

休職期間中、体を整え、体力の回復をはかるなどして4か月で復職したのですが、健康を取り戻す過程で、自律神経専門の整体に出会いました。そして、その効果に驚いたことで、サラリーマンを辞め、整体の施術と知識を学び、独自の整体技術と心理ケア術を確立、独立するに至りました。

本書で紹介するのは、私の経験も踏まえながら、自律神経専門の整体師として、患者さんに実際におこなったり、教えるなどして効果を上げているノウハウです。

この本が、みなさんの不調を根本から改善し、健康的な日常生活を送っていただく一助になることを願っております。

自律神経を整えるストレッチ　◇　目次

第2章 首・肩・背中の筋肉をゆるめるだけで自律神経はこんなに整う

第3章　自律神経の大敵＝弱った内臓の働きを高める方法

第5章 自律神経が整いやすくなる生活習慣

協力／イー・プランニング
本文イラスト／中川原透
本文写真／アフロ
liza54500/Shutterstock.com
Purino/Shutterstock.com
ＤＴＰ／エヌケイクルー

第1章

自律神経の乱れは「体の歪み」が原因だった!?

なぜ現代人は自律神経が乱れやすいのか

◆こんな症状に悩まされていませんか

朝起きた時、いつものようにぐっすり寝たはずなのに、「まだあと5分だけ寝ていたいなあ」と感じることはありませんか？

起きてもなんだか体が重く、疲れが取れていないと感じたりすることはありませんか？

これって、あなたの自律神経が乱れているサインかもしれません。

あるいは、こんな症状はないでしょうか。

・気がついたら、二度寝をしていた。

・毎朝、体がだるくて、会社に着くまで、うつむきがちに歩いている。
・家事をしようと思っても気が乗らず、はかどらない。
・仕事が終わると、一日の疲れがドッと溢《あふ》れ出てくるように感じることがある。
・夜、寝ようと思っても、疲れているはずなのになかなか寝つけない。
・最近なんだかイライラしていて、少しのことでも怒りが込み上げてくる。
・ふと気がつくと、不安や心配事が頭の中でグルグル回っている。

こんな日常的によくありそうなことも、自律神経のバランスが崩れているサインである可能性が高いのです。

とくに、このような症状が改善せずに長く続いている場合には、あなたの自律神経は確実に乱れているといえます。

◆自律神経が乱れることで起こる意外な症状

自律神経が乱れることにより起こる症状は、多種多様なものがあります。
首から上の症状だけをみても、

・頭痛、めまい、耳鳴り、のぼせ、のどのつまりや違和感、光をまぶしく感じる、音が頭の中に不快に強く響く、耳の閉塞感、突発性難聴、目の焦点が合わない、目の奥の痛み、口が乾く、口の中が苦い、匂いがわからなくなる……

など、少し挙げただけでも、これだけの症状があります。
内臓の不調でみると、

・胃の痛み、吐き気、嘔吐、逆流性食道炎、便秘、下痢、過敏性腸症候群……

なども自律神経の乱れによって引き起こされる症状です。

ほかにも、先に挙げた不眠や倦怠感、朝起きた時に疲れが取れていないというような慢性疲労の状態も代表的な症状の一つです。

夜中や早朝に目が覚めてしまうといった睡眠に関する悩み、首や肩のコリ、背中の痛み、腰痛、息苦しさ、冷えやほてり……

などなど、挙げていけばキリがないほど。

おそらく読者のみなさんも、どれか一つは経験したことがあるのではないでしょうか？

このように、普段からなんとなく調子が悪いなと感じることがあれば、そのほとんどが自律神経の乱れと結びついてきます。

つまり、特別な症状や病気ではなく、とても身近にある、みなさんの体にいつ起きてもおかしくない症状が自律神経の乱れによる不調なのです。

自律神経失調症や不定愁訴《ふていしゅうそ》などと呼ばれるものが、これらの症状をまとめている総称だと考えてください。

これらの症状と長年お付き合いしている、という方もたくさんいらっしゃることでしょう。


もっと自律神経の乱れが強くなり、さらに悪化してしまうことにより起きる病気として、うつ病やパニック障害などがあります。

これらの心の病気は、一見、自律神経と関係ないように思われるかもしれませんが、実は大いに関係しているのです。

その証拠に、うつ病の方は、肩こりや腰痛などの体の疼痛《とうつう》も同時に抱えていることが少なくありません。

◆急増している自律神経系の病気

では、自律神経を乱している人は、どれくらいいるのでしょうか？
厚生労働省が発表している、平成23年度「患者調査」をみてみましょう。

・自律神経やストレス関連障害――約57万人
・うつ病――約70万人
・その他、睡眠障害や片頭痛など合わせたもの――約40万人

となっています。

これは、15年前と比べて、自律神経やストレス関連障害は、約11万人増。その他、睡眠障害や片頭痛など合わせたものは、約25万人増という状況。うつ病にいたっては、約50万人増にもなっています。

現在、自律神経の乱れを原因とする体の不調を訴える人は、約167万人もいるということです。

しかも、明確な不調を訴える人でこの数字であり、病院で診察を受けていない人は、この約10倍はいると推定されています。

平成23年度の日本の総人口約1億2618万人のうち、約8人に1人、13%にあたる1670万人が、自律神経が関連する、なんらかの不調を抱えている計算になります。

後で詳しく説明していきますが、自律神経の乱れは、ストレス社会における現代病ともいえます。

言い換えれば、これはまさしく生活習慣病であるというのが、自律神経専門の整体師として、毎年2000人以上の患者さんを施術している私の見解でもあるのです。

◆実は、その多くが整体的アプローチで改善する

みなさんの中には、自律神経の乱れと整体がどう結びつくのか、疑問に思う方もいるかもしれません。

なぜ、整体的なアプローチによって、自律神経の乱れを改善することができるのでしょうか？

実は、自律神経の乱れと体の歪みは、セットになっていることが多いのです。


例えば、猫背の人がいるとします。

猫背になっていると、背中の筋肉が硬くなり、やがて肩まわりの筋肉も硬くなります。するると、それらの筋肉につながっている首の筋肉も硬くなってしまうのです。

首の筋肉が硬くなると、首の骨（背骨の首の部分＝頸椎《けいつい》）に歪みが生じてきます。

頸椎は、骨が勝手に歪むものではなく、骨についているまわりの筋肉が硬くなることによって、歪んでしまうのです。

(図表1－1) 重要な神経や脳脊髄液が通っている脊椎

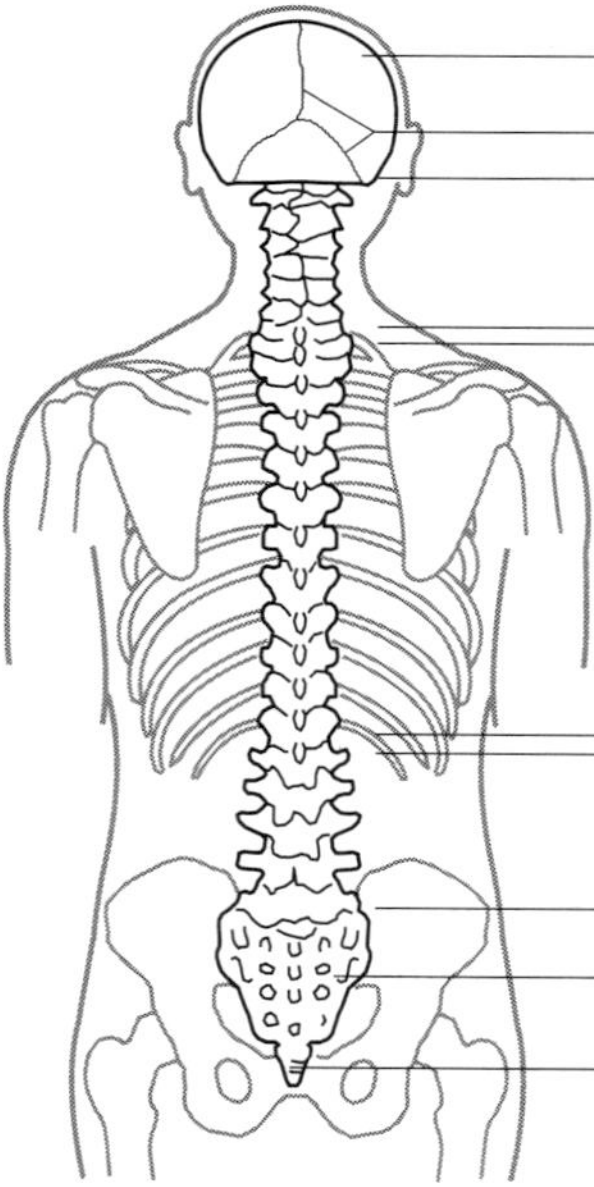

首には大事な神経がたくさん通っています。

頸椎が歪むと、その神経を圧迫して、体にいろいろな不調が出てくるのです。

ちなみに、頸椎から出る神経は、頭や顔、肩、腕などに関わるものが多く、背中の骨（背骨の背中の部分＝胸椎《きょうつい》）は、内臓に関わる神経が多く出ています。また、腰椎《ようつい》から出る神経は、腰や足に関わるものが多いという特徴がそれぞれあります。

そのため、体が歪めば、体じゅうの神経そのものの働きが悪くなってしまうのです。

自律神経が乱れている人の多くが、猫背などの姿勢の悪さや、首や腰、背中などの歪みを抱えているのは、そういう関連性があるからです。

逆にいえば、自律神経の乱れは、整体的なアプローチによって改善することができるということです。

そもそも自律神経という神経は存在しない

◆自律神経とはどういうものなのか

人間の体は、大きく分けて二つの動きから成り立っています。
一つは、自分の意思でコントロールすることができる随意《ずいい》運動。もう一つは自分の意思でコントロールすることができない不随意《ふずいい》運動です。

腕を挙げることを例に取りましょう。
腕を挙げようと思えば、誰でも挙げられますよね?
あるいは、走ろうと思えば走ることができます。
このような自分の意思で自由自在に動かすことができるのが随意運動です。

一方、心臓を速く動かそうと思ってもできないですよね？

胃の働きをよくしようと思ってもできません。

大量に汗をかいている時に、汗を止めようと思ってもできないでしょう。

このように自分の意思で自由に動かすことができないのが不随意運動です。


自律神経が司っている動きは、自分の意思でコントロールすることができない不随意運動になります。

この不随意運動をまとめたものが、自律神経の働きになるのです。


では、この自律神経の働きには、どのようなものがあるかというと、ここでも大きく分けて二つの神経の働きがあります。

一つ目は交感神経。これは、動く時、緊張した時、戦っている時などに働く神経です。

いわば心身を興奮させるための神経で、これが過剰に働くと、不眠になったり、痛みや症状が出たり、内臓が働かなくなるなどの不具合が起こります。

二つ目は副交感神経。これは、交感神経とは逆に、リラックスしている時に働く神経です。

副交感神経が適切に働くと、睡眠がよく取れたり、体が回復（治癒）したり、内臓がスムーズに働くようになります。


この二つの神経は、同時に働くことができません。

どちらかの神経が働けば、もう一つの神経は働けないというシーソーみたいな関係になっています。

交互にスイッチが切り替わると思っていただくとわかりやすいかもしれません。

そして、現代人に多いのは、交感神経ばかりが活発に働いているケースで、そのためにいろいろな心身の症状が出てきてしまっているのです。

(図表1－2) 交感神経と副交感神経はシーソーの関係

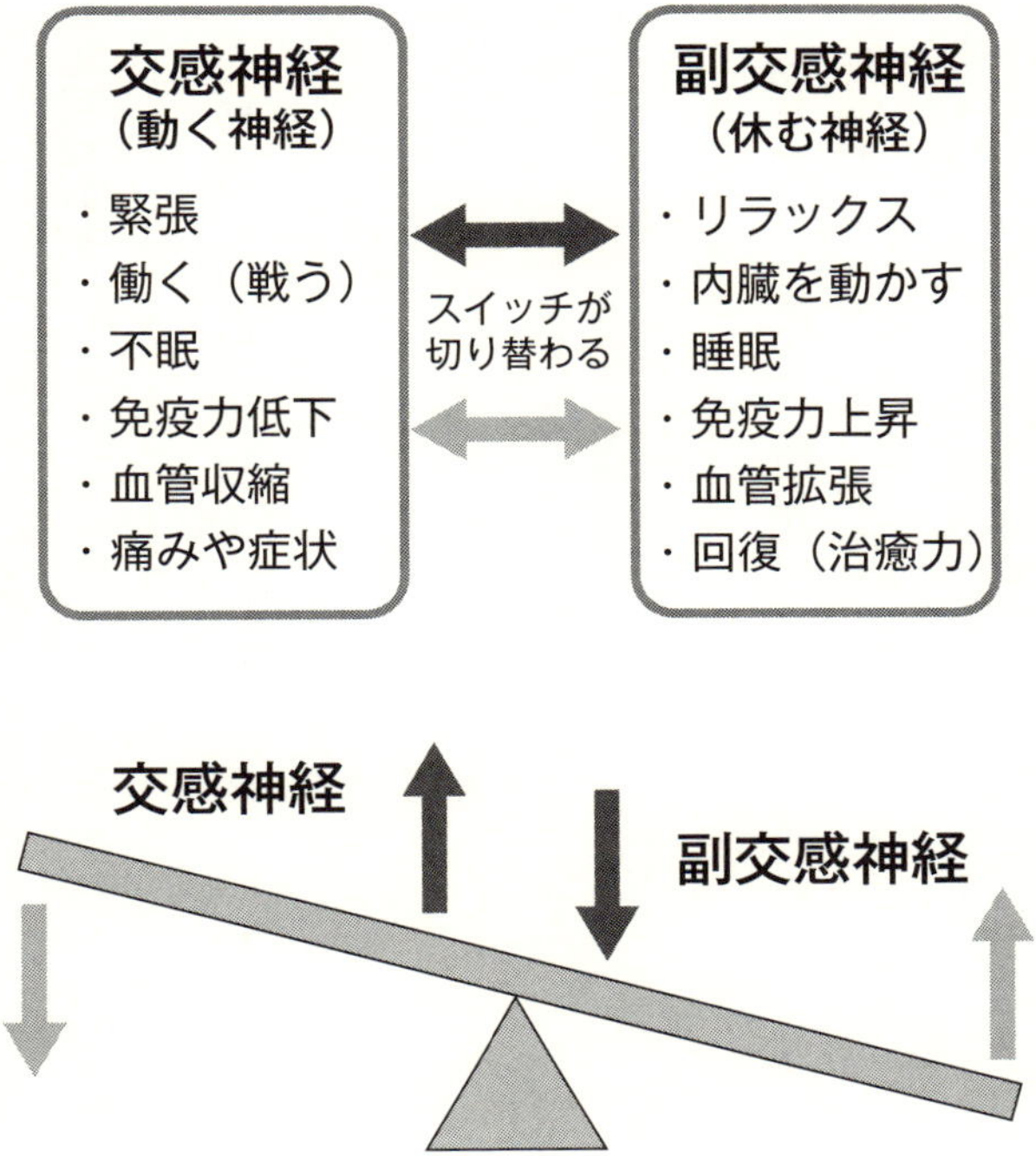

◆誤解されている自律神経

ここ数年で「自律神経」という言葉を、ほとんどの方が知るようになってきました。

自律神経のバランスが乱れているとは、交感神経と副交感神経のバランスが乱れていること。

交感神経と副交感神経の働きとは、車のアクセルとブレーキみたいな関係性になっているなど、健康に関するテレビ番組や新聞、雑誌などで、いろいろな解説がなされています。

インターネットなどでも簡単に情報が入ってくるためか、自律神経という言葉や存在が一般に広まれば広まるほど、言葉自体が独り歩きしてしまっているというか、ちょっと誤った情報までも広がってしまっている面があります。

典型的なのは、自律神経という神経が体の中を通っていると思っている方がたくさんいること。

しかし、実は、

「自律神経という神経は、体の中に存在していない」

のです。

そんな神経は体のどこにも通っていないのです。

では、一般的によくいわれる自律神経とは、本当のところ、なんなのか？

実は、自律神経とは、

「自分の意思でコントロールできない動きをコントロールしているシステムの総称」

のことなのです。

もっとわかりやすくいうと、勝手に動いているものに対して名前がないので、そのシステム自体を自律神経と呼んでいるだけなのです。

実際に体の中を通っている代表的な神経でいうと、三叉《さんさ》神経や迷走神経などが、その働きを担っています（そのほかにもいろいろありますが）。

つまり、交感神経系や副交感神経系などと呼ばれる、それぞれの役割を担っている神経が体の中に通っているということです。

それでは、自律神経が乱れているとは、いったいどういう状態のことなのでしょうか？

それは、体の自律機能そのものが乱れてしまっていること。

意識して動かせない、普段から勝手に動いてくれている体の調整機能が乱れてしまっていることをいうのです。

そのため、自律神経が乱れることで起こるさまざまな症状を病院で検査しても、数値やデータには表れてこないことがほとんどです。

それどころか、異常なしと判断されることも少なくありません。

でも、当の本人にすれば、実際に調子が悪くて苦しんでいる。それなのに、異常がないとはどういうことなのか、自分は理由もなくこんな症状に悩まされているのか、と思ってしまうのです。

これでは、余計に不安を感じて、症状が改善されないばかりか、悪化してしまうことがあるのも、無理はありません。

◆自律神経のバランスがいい状態とは?

先ほど、「現代人は、交感神経ばかりが活発に働いていることが多く、そのため、いろいろな症状が出てきている」といいました。

ただ、交感神経が活発に働いている（＝交感神経が優位）ことが一方的に悪いというわけではありません。

大事なのは、交感神経と副交感神経の働きのバランス。そのバランスが崩れてしまっていることが問題なのです。

では、なぜ現代人は、交感神経と副交感神経のバランスが乱れやすいのでしょうか?

それは、現代人が送る生活そのものにあります。

生活サイクルと、交感神経と副交感神経の働きの関係性を、ここでは大ざっぱに考えてみましょう。

朝起きてしばらくすると、交感神経が働き、日中、活発に動いたり働いたりすることができます。

お昼を過ぎ、夕方になってくると、だんだん副交感神経が働き出し、リラックスモードに入っていきます。

その後、夜になれば、副交感神経が優位になって、自然に眠くなり、睡眠の間に疲れた体を回復することができます。

本来、交感神経と副交感神経は、このような働きをしてバランスを取っているのですが、現代人の生活をみてみると、一日中パソコンやスマートフォンを使用して、目に光を浴びています。

仕事中にコーヒー、紅茶、緑茶などのカフェインを含む飲み物をよく飲んでいます。

サービス業などに従事している方は、シフト勤務などにより、昼夜逆転していたり、毎日違う時間に働いていたり、生活リズムそのものが乱れています。

また、不景気のあおりを受けて、仕事などで結果をより強く求められたり、長時間労働を強いられたりしています。

核家族化により、育児や家事を一人でこなすことで、非常に強いストレスがかかっています。

これらは、いずれのケースでも、交感神経を優位に働かせてしまう原因になります。

それにより、副交感神経がしっかり働かず、睡眠に影響が出てしまうのです。

睡眠の質が悪くなれば、体も回復せずに、疲労が取れないなどの症状が出てくるのは当然のこと。

そのためにも、夜の睡眠時など、適正なタイミングで副交感神経が働くように、交感神経と副交感神経のバランスが取れていることが重要なのです。

体が歪むと自律神経が乱れるメカニズム

◆不調が多い原因の一つに「首や肩の筋肉が硬くなっている」ことが

交感神経が優位に働き過ぎると、自律神経の乱れによる不調が出てきてしまうことをお話ししました。

その交感神経を優位にしてしまう原因の一つとして、首や肩の筋肉が硬くなっていることがあります。

現代人は、パソコンやスマートフォンを使用する生活が当たり前になっています。使わないで生きていくことは、社会から取り残されてしまうといっても過言ではない状況です。

毎日の生活の中で、パソコンやスマートフォンに触れない日はないという方がほとんどではないでしょうか？　それほど、みなさんの生活の中に取り込まれています。

では、そのパソコンやスマートフォンを使っている時、みなさんはどのような姿勢になっているでしょうか？　少し想像してみただけでも、猫背になっていると思いませんか？

背筋を伸ばして正しい姿勢を取っていれば、筋肉への負担は分散されますが、猫背になっていると、首や肩、背中、腰など、特定の筋肉に過度な負担がかかってきます。

そして、その姿勢を長時間続けることで、首や肩の筋肉はどんどん硬くなっていきます。

これが、自律神経の乱れから起こる不調の大きな原因になっているのです。

◆なぜ、首や肩の筋肉が硬くなると自律神経が乱れるのか

では、なぜ首や肩の筋肉が硬くなると、自律神経が乱れるのか？

頸椎などが歪むことで、神経の通りが悪くなることは前述しました。

実はそれだけでなく、呼吸に悪影響をおよぼすことでも、自律神経を乱す原因になるのです。


そのメカニズムはこうです。

人間は胸を膨らませて呼吸をしていますが、その際に横隔膜《おうかくまく》が動くことはよく知られています。

それと同時に、背中や肩の筋肉も動き、胸を膨らませているのです。

つまり、呼吸をする際には、背中や肩の筋肉が動いて胸を膨らませますから、背中や肩の筋肉が硬くなることによって、本来の動きをしてくれなくなります。

そうなれば、大きく胸を膨らませることができなくなってしまいます。

胸が大きく膨らまなくなれば、当然ながら、深く大きい呼吸ができなくなります。

この、深く大きい呼吸をするということが重要なのです。

深く大きい呼吸をすることにより、背中や肩、首の筋肉が動き、さらには頭蓋骨を包む筋肉（頭の筋肉）も引っ張られて動きます。

この時、頭の筋肉が動くことにより、頭蓋骨もほんの少しだけ開閉運動をしているのです。

その頭蓋骨の開閉運動によるポンプのような動きにより、頭蓋骨の硬膜の下を通る脳脊髄液《のうせきずいえき》という液体が流し出されます。

後ほど詳しく説明しますが、脳脊髄液とは、神経の働きをよくする液体です。血液が筋肉に酸素や栄養素を運んだり、老廃物を除去したりする役割があるように、脳脊髄液は神経に対して、同じような役割を担っています。

この脳脊髄液の流れが悪くなると、自律神経の働きも弱くなってしまうという特徴があります。

そのため、パソコンやスマートフォンの長時間使用で猫背などの悪い姿勢を取り続けることにより、首や肩、背中の筋肉が硬くなってしまえば、脳脊髄液の流れが悪くなり、自律神経が乱れてしまうのです。

◆呼吸と自律神経の深い関係

この章の前のほうで「自律神経とは、自分の意思でコントロールできない動きをコントロールしているシステムの総称」と説明しました。

しかし、例外があります。

実は唯一、自律神経がコントロールしているものの中で、「呼吸」だけは自分の意思でもコントロールすることができるのです。

普段は、意識しなくても呼吸をすることができています。これは自律神経がコントロールしてくれているからです。

その時々の状況で、呼吸の仕方は変わります。

例えば、大勢の人の前で話をしようという時は、緊張して胸がドキドキしたり、呼吸が浅く速くなったりしますよね。これは、緊張して交感神経が優位に働いた結果、呼吸が浅く速くなっているわけです。

反対に、お風呂で湯船に浸《つ》かったり、温泉などに入った時には、「フゥーッ」と自然に大きな息を吐いて、深くゆったりした呼吸になりますよね。

これは、リラックスして副交感神経が優位に働いた結果、呼吸が深く大きくなったということです。

深く大きい呼吸は、脳脊髄液の流れをよくし、神経や内臓の働きなどを活性化するだけでなく、それ自体が、心身のリラックス効果を生み出しもします。

そうなると、深く大きい呼吸をすることで、「いま、リラックスしているのだな」と脳が条件反射的に反応するようにもなります。

いまリラックスしているのだから、副交感神経を働かせる時だと思って、体に対して副交感神経を働かせるようにさらに指示を出すのです。

副交感神経の働きを高めようとする好循環が生まれるということです。

せっかく呼吸はコントロールできるのですから、そのメカニズムを使わない手はないでしょう。

◆神経の働きに欠かせない脳脊髄液の働き

前に少し触れた、自律神経の働きに欠かせない脳脊髄液について、ここで詳しく解説しましょう。

脳脊髄液には、血液が筋肉に酸素や栄養素を運んだり、老廃物を除去したりする役割があるように、神経に対して、栄養素を運んだり、老廃物を除去したりする役割があることは前述しました。

では、なぜその脳脊髄液は、神経に対して働きかけることができるのでしょうか?

それは、脳脊髄液が流れている場所と関係があります。

脳脊髄液は、脳で作られて、硬膜の下を流れていきます。さらに、背骨（脊椎）の中を流れて、最終的には、骨盤を形成する仙骨で吸収されます。

脊椎には、頸椎（首の骨）、胸椎（背中の骨）、腰椎（腰の骨）があります（28ページ参照）。

頸椎は、７本の椎骨《ついこつ》という骨で成り立っています。胸椎は12本の椎骨で、腰椎は５本の椎骨で構成されています。

頸椎１番、２番、３番……というように、椎骨には番号が割り振られていて、椎骨の間から出ている神経には、それぞれ役割が与えられています。

前述したように、頸椎はおもに頭や顔、首に関係する神経、胸椎は内臓に関係する神経、腰椎は足などに関係する神経などというように分かれていて、それがさらに細かく、どこの内臓につながっている……といった分かれ方をしています。

脳脊髄液は、その脊椎にある神経に作用します。

そのため、脳脊髄液の流れが悪くなってしまえば、神経の働きも悪くなってしまいます。

神経の働きが悪くなれば、そこからつながっている臓器の働きも悪くなるというように、悪影響を与えてしまうのです。

そのため、脳脊髄液の流れをスムーズにし、神経の働きをよくするためにも、深く大きい呼吸をすることや、背中や肩の筋肉を柔らかく保ち、頭蓋骨の開閉運動ができるようにしておく必要があるのです。

当然のことながら、脊椎や仙骨に歪みなどが起こっても脳脊髄液の流れは悪くなりますから、歪みがないようにバランスのいい体にしておくことも必要となります。

◆脳脊髄液の流れが悪くなって起こる症状

脳脊髄液の流れが悪くなると、神経の働きが悪くなることをお話ししてきました。神経の働きが悪くなれば、自律神経のシステム自体も乱れ、上手く働くことができなくなってしまいます。

それでは、とくに脳脊髄液の流れが悪くなって起こる症状について、どのようなものがあるか、代表的な症状をみていきましょう。

脳脊髄液の流れが悪くなると、脳内に停滞しやすい状態になってしまいます。

すると、脳内の圧力が上がり、神経を圧迫するようになると考えられています。

これによって起こるものとして、まずは頭痛が挙げられます。

緊張性頭痛、片頭痛、大後頭神経痛の三つが代表的な頭痛ですが、このうち緊張性頭痛と片頭痛が、脳脊髄液の流れが悪くなり自律神経が乱れることによって、起こる頭痛と考えられています。

めまいも脳脊髄液の流れが悪くなることによって起こる症状の一つです。

首の筋肉が硬くなることにより、脳脊髄液の流れが悪くなると、行き場をなくした脳脊髄液が耳の中に流れ込んでしまうことがあります。

すると、内耳《ないじ》の中にある平衡感覚を感じるセンサー部にも脳脊髄液が流れ込み、自分がいま、どのような体勢になっているかを上手く感じることができなくなってしまいます。

そのため、グルグル回る、フワフワする、吐き気がするなどといった症状を感じるようになるのです。また、同じ耳の症状として、耳鳴りなども引き起こすといわれています。

反対に、自動車事故などによって、むち打ちになることで、脳脊髄液が減少してしまうことがあります。そうなっても、同じような症状が起こることもあると考えられています。

脳脊髄液についてはまだまだ解明されていないことがたくさんありますが、整体の施術によって、脳脊髄液を加圧したり減圧したりすることで、先のような症状が改善されることがあるのは、私の経験からも間違いないことです。

ストレスと筋肉と自律神経の意外な関係

◆体にダメージを与える五つのストレス

ストレスがかかると自律神経に影響を与えます。

よく、ストレスがあると体調が乱れるといわれていますが、それは自律神経が乱れることによって、体調不良が起きるということです。

それでは、自律神経を乱す原因となるストレスには、どのようなものがあるのかをみていきましょう。

まず、みなさんの体の中にストレスを受け入れる器があると考えてください。

このストレスを受け入れる器は、小さい方もいれば、大きい方もいます。人それぞれ容量が違います。

その器の中に、五種類のストレスがたまっていきます。

まず一つ目は、体力的・構造的ストレスです。

体の疲労（疲れたという感覚）や、体の歪みで腰が痛いと感じることなどによって生じるストレスのこと。

二つ目は、精神的ストレスです。

これは一般的にいう社会的ストレスと呼ばれるもの。仕事や人間関係、育児、介護などによるストレスがそれに当たります。

三つ目は、気象条件的ストレスです。

これは、寒暖差や気圧の変化などによるストレスです。夏の暑さ、冬の寒さ、梅雨の湿度や、台風の時期の急激な気圧の変化などがあります。

四つ目は、科学的ストレスです。

これは体に取り込むものによって受けるストレスです。例えば、甘いものやタバコ、お酒、排ガス、薬などです。

(図表1－3) 自律神経を乱す5つのストレス

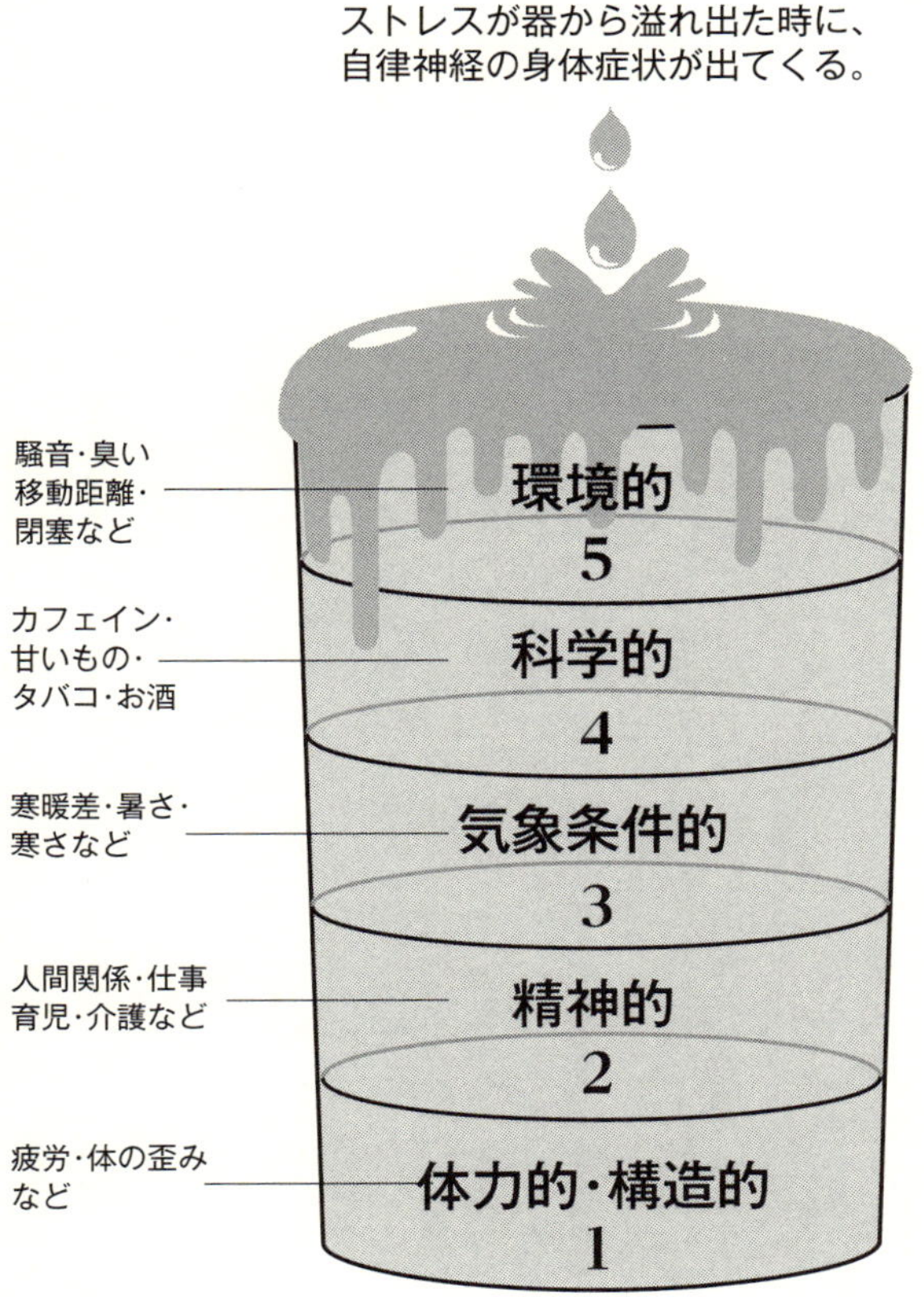

薬もストレスになるの？　と思う方もいるかもしれませんが、薬は病気や症状を改善する作用がありますが、その半面、必ず副作用もありますので、実は体に負担をかけていることがあります。

五つ目は、環境的ストレスです。

これは、騒音や臭い、物理的距離（移動距離）、閉塞的空間などがもたらすストレスです。例えば、住んでいるところの周囲の騒音が大きければ、ストレスに感じることは想像できるでしょう。

この五つのストレスが器の容量を上回り、溢れ出ることによって、突然、自律神経の乱れとしての身体症状が表れてきます。

ある日突然、症状が表れたと感じてしまうものですが、本当は少しずつ器にたまっていった結果なのです。

◆ストレスが筋肉を硬くするメカニズム

では、なぜストレスがかかると自律神経に影響を与えるのでしょうか？

それは、ストレスによって、筋肉が硬くなってしまうからです。

それを実感としてご理解いただくために、次のような実験をしてみてください。

椅子に座って腕をまっすぐ前に伸ばし、それを他の人に押し下げるように力を加えてもらう実験です。

それでは、やってみましょう。

①まずは、左腕をまっすぐ前に伸ばします。
②頭の中にストレスになること（イヤなことや嫌いな人など）を思い浮かべます。
③そのうえで、他の人に腕を押し下げるように力を加えてもらい、その力に抵抗します。
この時、どれくらい抵抗できたか、腕の力の入り具合をよく覚えておいてください。

④その後、いったん手を離してもらい、頭の中に楽しいことや好きなこと、リラックスできることを思い浮かべてみてください。
⑤そのうえで、同じように腕を押し下げてもらい、③の時と比べて、どれくらい抵抗できたかを比較してみましょう。

おそらく、多くの方は楽しいことや好きなこと、リラックスできることを思い浮かべた時のほうが、抵抗する力が強かったと実感したのではないでしょうか。

これには、れっきとした理由があります。

ストレスを受けると、脳が緊張し、交感神経が働きます。すると筋肉も脳がコントロールしているため、筋肉が収縮して硬くなるのです。

筋肉がパワーを生み出すのは、筋肉が収縮する時です。そのため、ストレスを受けて交感神経が働けば、筋肉が収縮し、抵抗するために力を出そうとしても、すでに筋肉が収縮しているため、それ以上に収縮できなくなってしまうのです。

ストレスが筋肉を硬くする

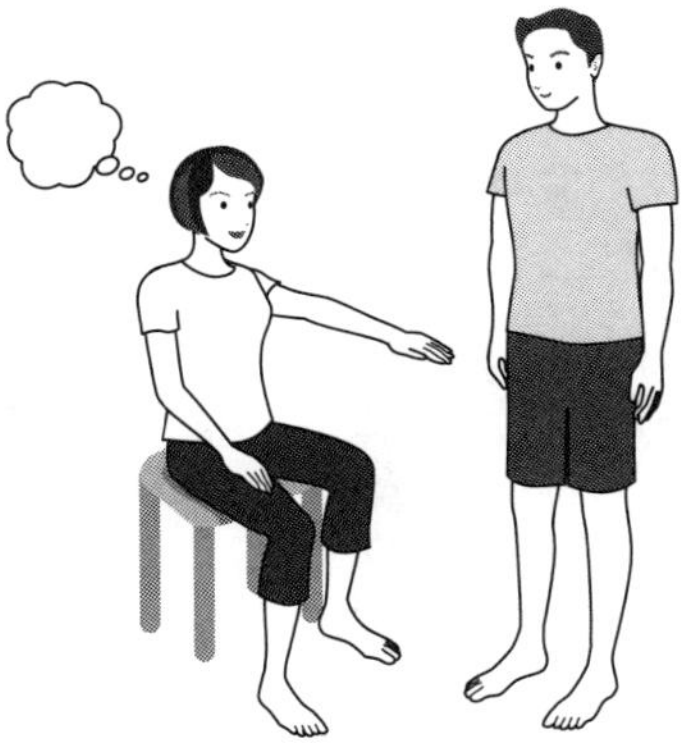

①左腕(利き腕が左なら右腕)をまっすぐに伸ばす。
②頭の中にストレスになること(イヤなことや嫌いな人など)を思い浮かべる。

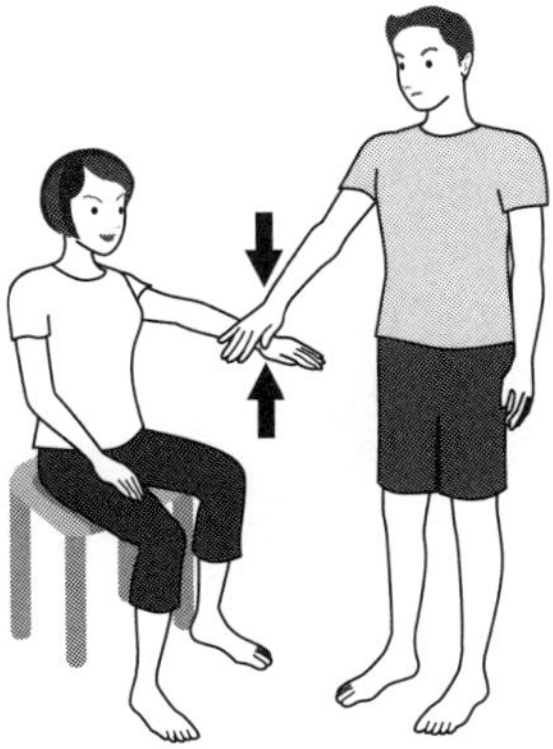

③他の人に腕を押し下げるように力を加えてもらい、抵抗する。
④その後、いったん手を離してもらい、今度は、頭の中に楽しいことや好きなこと、リラックスできることを思い浮かべる。
⑤そのうえで、同じように腕を押し下げてもらう。③の時と比べて、どのくらい抵抗できたかを比較してみる。

この実験で、ストレスによって腕の筋肉に力が入らなくなることがわかっていただけたと思いますが、それと同じように、全身の筋肉も力が入らなくなっています。

また、内臓にも筋肉がついているため、内臓の働きも弱くなります。

このように、人間はストレスを感じると、体じゅうの筋肉が緊張して硬くなることによって、働きが弱くなるという特徴があるのです。

◆なぜ、それが自律神経を狂わせるのか

脳がストレスを受けると、筋肉が緊張し、力が入りづらくなることがおわかりいただけたことでしょう。

それがどう自律神経を狂わせるのかというと、正しい姿勢を取るための筋肉のパフォーマンスが落ち、猫背などの悪い姿勢になってしまうことがまず挙げられます。

それによって、呼吸が浅く小さくなり、交感神経が優位に働き過ぎてしまい、脳脊髄液の流れも悪くなってしまいます。

また、呼吸が小さくなれば、脳は「いま、緊張している」と勘違いして、交感神経の働きをより強めようとします。

交感神経が過度に高まれば、自律神経の乱れによる症状が出てくることにつながります。

さらに、脳脊髄液の流れが悪くなれば、頭痛やめまい、耳鳴りなどが起きやすくなってしまうことも、前にご説明した通りです。

◆交感神経のスイッチは入りやすく、副交感神経は入りにくい理由

交感神経と副交感神経、それぞれのスイッチの入りやすさを比較してみると、交感神経は、すぐに入るスイッチです。

一方、副交感神経は、ゆっくり時間をかけて入るスイッチです。

なぜ、スイッチの入り方に違いがあるのでしょうか？

交感神経のスイッチが入りやすいのには理由があります。

人間が危険を察知した時に、すぐに緊張してパッと対応、あるいは回避できるように、交感神経のスイッチは入りやすくなっているのです。

副交感神経がゆっくり時間をかけて入るスイッチなのは、危険を察知して回避している最中に突然、副交感神経のスイッチが入ってしまったら、危険を回避することができなくなってしまうからです。そのため、ゆっくりスイッチが入るようになっていると考えられています。

そんな生理的メカニズムによって、脳がストレスを受けるたびに、すぐ交感神経のスイッチは入ります。

それが頻繁に繰り返されることで、交感神経がどんどん高まって、自律神経のバランスが狂わされてしまうのです。

その結果、副交感神経はなかなか働くことができなくなり、交感神経ばかりが常に優位な状態になって、さまざまな不快な症状が出てくるのです。

◆筋肉が緊張して起こる症状

筋肉などの緊張によって、交感神経が過度に働いて起こってくる症状を紹介しましょう。

頭痛は、前にご説明したように、脳脊髄液の流れが悪くなっても起こりますが、頭の血管の収縮や拡張などによっても起こります。片頭痛や緊張性頭痛などがそうです。

血管の収縮と拡張も自律神経の働きによって変わりますから、これも筋肉の緊張が大きく関わってきます。

めまいや耳鳴り、突発性難聴などは、ストレスなどで体調不良の時に起こることを実感している方もいらっしゃることでしょう。これも体が緊張して起こる症状の一つです。

なんらかの不安や心配事があって、緊張が続いている時などは、なかなか寝つけないという経験をしている方もたくさんいらっしゃると思います。神経が高ぶって眠れなかったという言い方をよく聞くように、不眠はまさに緊張によって交感神経が活発に働くことで起こる代表的な症状です。

◆こんな意外な症状も筋肉の緊張が原因

首・肩・背中・腰などの体の痛みも、筋肉の緊張によって引き起こされていることが少なくありません。

例えば、緊張して肩まわりの筋肉に力が入っていれば、肩や首の筋肉が硬く収縮するようになります。

それにつれて、頸椎（首の骨）を支えている筋肉も硬くなって、頸椎が引っ張られ、歪んでしまいます。

首の痛みの場合、その歪んだ骨が神経を圧迫して、痛みが起きるケースがほとんどです。

筋肉の緊張によって、自律神経のバランスが乱れて、交感神経が過度に働き、それがさらに筋肉の緊張を生んで、症状を悪化させたりもします。

また、代表的な自律神経系の症状の一つに、のどの違和感があります。のどの違和感とは、のどに何かが詰まっている感じや、たんが切れないような気がするなどの症状が代表的です。

これはヒステリー球などと呼ばれたりもします。

こちらも実は、首まわりや頭の筋肉が緊張している方に多くみられます。

また、胃の調子が悪い方にもよく表れる症状です。胃が悪くなって筋肉が硬くなると、上方偏位《じょうほうへんい》といって、胃が上に上がってきます。すると、横隔膜が圧迫されて呼吸が小さくなり、胸郭《きょうかく》周辺が硬く緊張するようになるからです。

人前で話をする時などに、のどに違和感を覚えるという方も多いのですが、これも同じ理由からです。

顔面の引きつりを訴える方もいます。まぶたがピクピク動くという経験をしたことがある方も多いでしょう。

これも、顔面の筋肉が過緊張することによって起こります。

◆ストレス社会を生きていくうえで

こうしてみていくと、結局のところ、筋肉の緊張で交感神経が活発に働き過ぎるために起きる症状が多いことがよくわかります。

自律神経が乱れる原因の多くは、交感神経の働きが強くなり過ぎることによるものとお伝えしてきましたが、交感神経の働きを強くしてしまう大きな原因の一つとして、「筋肉が緊張する」ということがあるのです。

現代のストレス社会を生きるうえで、いかに筋肉を緊張させずに、副交感神経を働かせるか。いかに筋肉をゆるめてリラックスさせるか、ということが重要になります。

　こういったよい循環を作り出すことが、自律神経の乱れを引き起こさないための最大の近道となるのです。

　そのためにも、正しい姿勢を心がけ、深く大きい呼吸をすることが基本となってきます。

　また、なるべくストレスを減らしていく努力も必要になります。ストレスを減らす方法については、後ほど詳しくご説明します。

◆ストレスを受けても回復しやすい体になるためには

　では、ストレッチなどの整体的アプローチで、自律神経の乱れをどう整えていくのかを紹介しましょう。

　危険回避の理由から、交感神経のスイッチはすぐに入り、副交感神経のスイッチはゆっくり入るとご説明しました。

　自律神経が乱れている多くの方は、この副交感神経のスイッチがかなり入りづらくなっているという特徴があります。

不調を感じた方は、睡眠をしっかり取ろうとするなど、いろいろなことを試すのですが、それでも副交感神経のスイッチが入らず、なかなか疲れが取れなかったり、回復に向かったりしません。

そこで、整体的アプローチの出番です。

自分ではどうしようもなくなっている体の状態に、施術をおこない、副交感神経のスイッチを無理やり入れてしまうのです。

副交感神経のスイッチが入ることで、自然治癒力が高まり、自分の体を自分で治そうとし始めます。

ただし、最初のうちは、交感神経が活発に働き過ぎていますから、すぐにまた副交感神経のスイッチが切れる＝交感神経のスイッチが入る、という状態に戻ってしまいます。

そこで、何度も施術を加えることにより、繰り返し副交感神経のスイッチを入れることで、副交感神経が優位になったリラックス状態を脳に覚えさせていくのです。

（図表１－４）健康の回復曲線

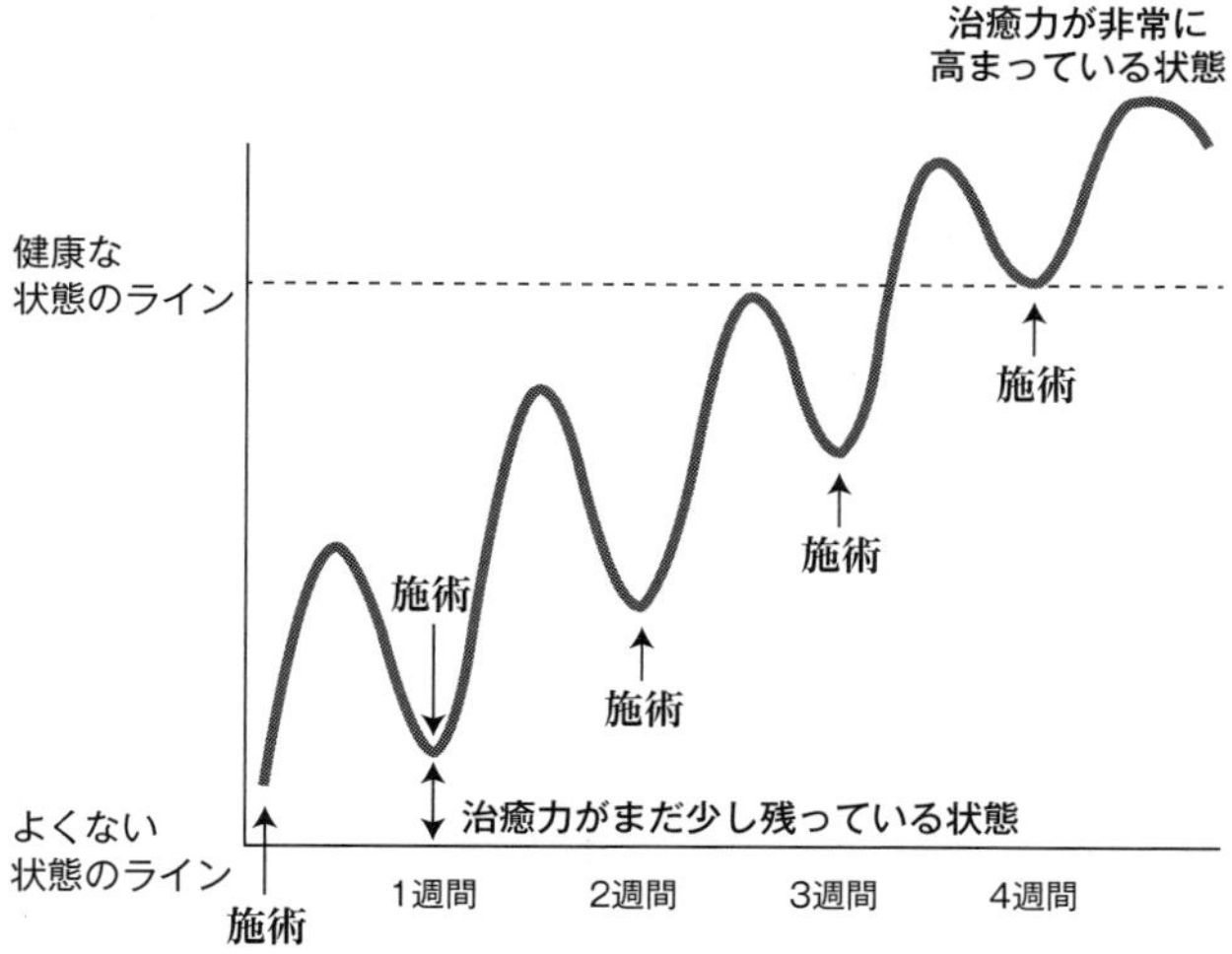

そうなると、自然治癒力がさらに高まり、自分の体をどんどん勝手に治し始めるのです。

やがて、必要なタイミングでリラックスできるようになり、睡眠をしっかり取れるようになります。

寝ている間に体が回復する状態になるのです。

最終的には、「寝れば治りますよ」という、本来人間が持っている自然治癒力が最大限に高まっている状態にまで引き上げていくことが目的です。

そうなれば、ストレスを受けたとしても回復しやすい体になっているため、ちょっとやそっとのことでは、悪い状態にはならなくなるのです。

ちなみに、私の整体院では、施術をおこなうタイミングとしては、前回の施術によってまだ自然治癒力が残っている状態の時に、次の施術をおこなうようにしています。

そうすることで、体の改善の度合いが格段によくなるのです。

第2章

首・肩・背中の筋肉をゆるめるだけで
自律神経はこんなに整う

◆いま、猫背になっていませんか……？

第1章でもご説明しましたが、現代人はパソコンやスマートフォンを使用する機会が非常に多く、猫背になっている方が多くなっています。

みなさんの姿勢はいかがでしょうか？

ふと気がつくと猫背になっていた、首が垂れ下がっていたということはないでしょうか？　それとも、自分で猫背になっていることすら気がつかない状態になってはいないでしょうか？

気がついた時に、猫背にならないように意識をしているが、またすぐに猫背になってしまう方は、そもそもすでに背中や肩の筋肉が硬くなり過ぎていて、正しい姿勢を取りづらくなっていたり、正しい姿勢を維持することができなくなっています。

毎日デスクワークで一日中パソコンを使用し、猫背の同じ姿勢をずっと続けていれば、首や肩、背中などの筋肉が硬くなって当たり前です。電車の中でも、ほとんどの人がスマートフォンを使用している光景をよくみかけます。

そんなふうにパソコンとスマートフォンを使用する生活に慣れ切ってしまっている方は、ぜひ75ページから紹介する「首・肩まわりのストレッチ」「背中のストレッチ」をやってみてください。

疲労をためて筋肉が硬くなることなく、柔らかさを保つことができれば、自律神経の乱れから生じる症状が出てくることを防げるようにもなります。

ストレッチは、一日に何回やっても構いません。回数のやり過ぎということはありませんので、こまめにやればやるほど、筋肉への疲労の蓄積を防ぐことができます。

一番効果があるのは、お風呂上がりなど、体が温まってリラックスし、筋肉がゆるんでいる時です。

ここでご紹介するストレッチは、会社のデスクなどで作業の合間に、座ったままできるものです。

これをすべておこなっても、ものの数分で終わりますから、仕事の合間の息抜きとして、ぜひやってみることをお勧めします。

◆正しい姿勢を保つコツは「お腹」にあり

悪い姿勢がクセになってしまっている方は、正しい姿勢を取ることが難しくなっています。

正しい姿勢を取るということは、正しい姿勢を取るための筋肉を使い、維持することになります。

いままで、悪い姿勢をずっと続けていたわけですから、それが習慣となっているので、正しい姿勢を取るための筋肉が弱くなってしまっているのです。

それでは、正しい姿勢を取るための筋肉を強くするには、どうしたらいいのでしょうか?

それは、正しい姿勢を取り続けることで、そのための筋肉を強くしていく必要があります。

正しい姿勢を保つには、腹筋を使うため、腹筋運動などの筋肉トレーニングをおこなうことも一つの方法です。

しかし、あえて腹筋のトレーニングをしなくても、常に正しい姿勢を取るようにしていれば、自然に腹筋も強くなっていきます。ただし、そのためには、正しい姿勢を保ち続けるという意識が必要になってきます。

正しい姿勢を取っても、疲れてきたらすぐに悪い姿勢に戻ってしまうようでは、いつまで経っても姿勢を保つ筋肉は強くなりません。疲れても正しい姿勢を保ち続けることが、正しい姿勢を取れる体を作る最短の方法です。

正しい姿勢を保つコツは、胸を張ることではなく、お腹を背中にくっつける意識で、お腹をへこませるようにすること。そうすると上手く正しい姿勢を作ることができます。

最初は腹筋の力を使いますが、慣れてくれば、お腹をへこませることが辛くなくなってきます。

「正しい姿勢を保つには、常に正しい姿勢を保つ意識を持ち続けること」

と覚えてください。

これぱかりは、誰かが支えてくれるわけではありませんから、自分自身の意識づけが最も重要となります。

◆首・肩・背中の筋肉をゆるめることが大事

それでは、実際にストレッチをやってみましょう。

まず、大きく深呼吸をして、どれくらい息が吸えたのか覚えておいてください。

ストレッチの基本は、「大きく息を吐きながら筋肉を伸ばし、気持ちよく伸びてるなあ、と感じるところで止めて、その状態を20～30秒間維持する」ということです。よく「痛《いた》気持ちいい」と感じるところまで伸ばすといわれますが、痛みを感じると筋肉は緊張してしまうので逆効果です。

途中で息が続かなくなったら、もう一度吸ってから吐いてもOKです。

首・肩まわりのストレッチ１

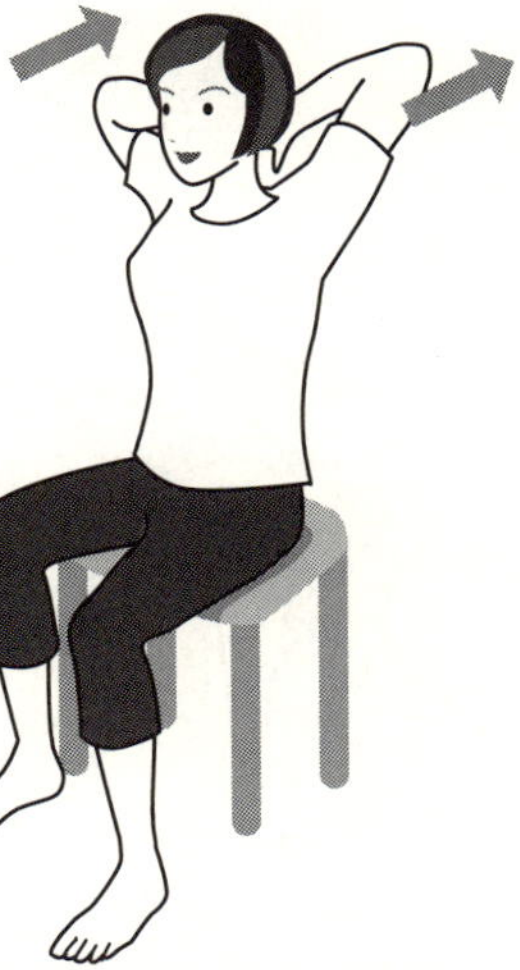

首の後ろで手を組み、両肘を後ろに反らし、「気持ちよく伸びている」ところで止めて、20〜30秒維持する。

＜後ろから見た図＞

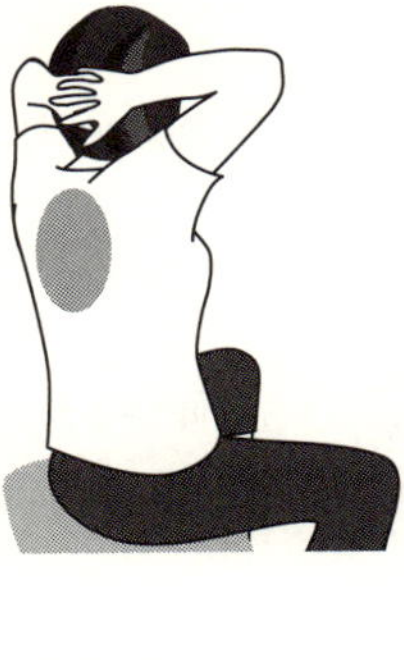

おもに伸びる部分
⇩
首の付け根から背中にかけて

目安の回数　⇒　3〜5回

首・肩まわりのストレッチ２

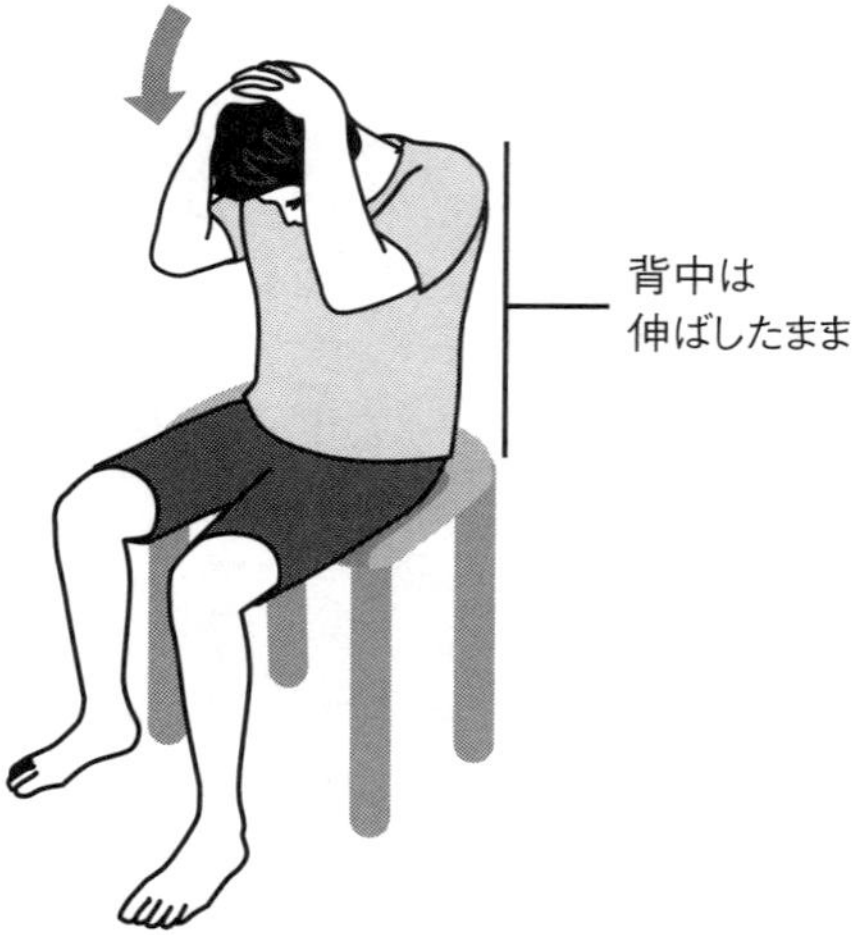

頭の上のほうを両手で押さえ、背中を伸ばした状態で、頭を抱えながらゆっくり下げ、「気持ちよく伸びている」ところで止めて、20〜30秒維持する。

※首はとくに、痛みを感じる時はけっして無理をしないように注意。

<後ろから見た図>

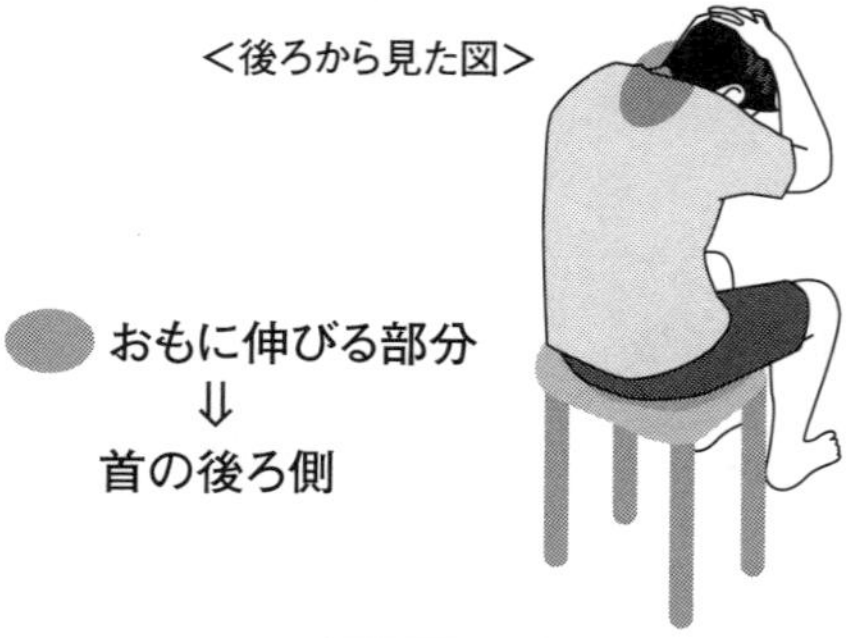

目安の回数　⇒　3〜5回

首・肩まわりのストレッチ３

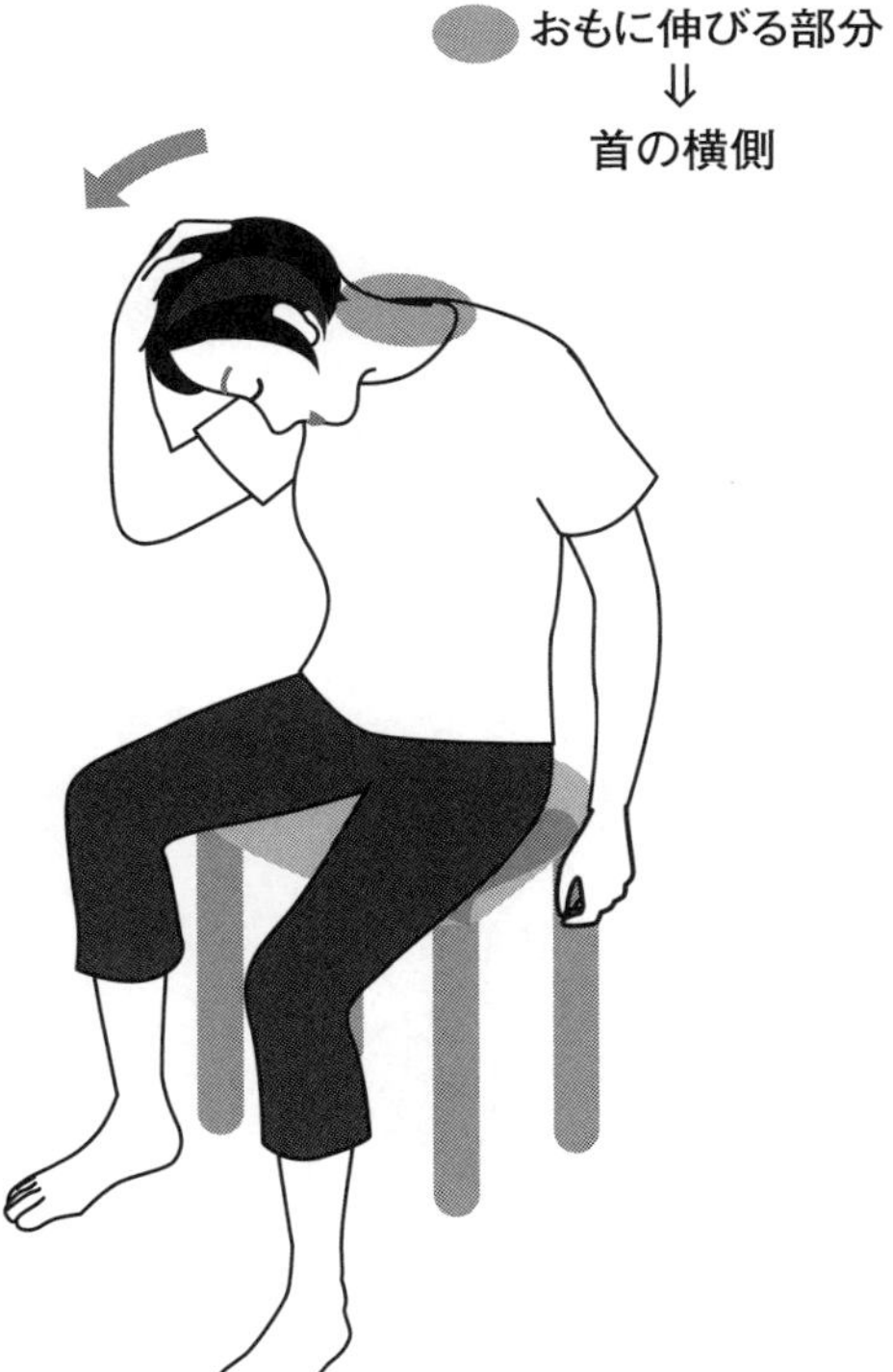

片手で頭を持ち、背中を伸ばした状態で、首筋をゆっくり横に伸ばし、「気持ちよく伸びている」ところで止めて、20〜30秒維持する。

※首はとくに、痛みを感じる時はけっして無理をしない。

目安の回数　⇒　左右それぞれ2〜3回

首・肩まわりのストレッチ 4

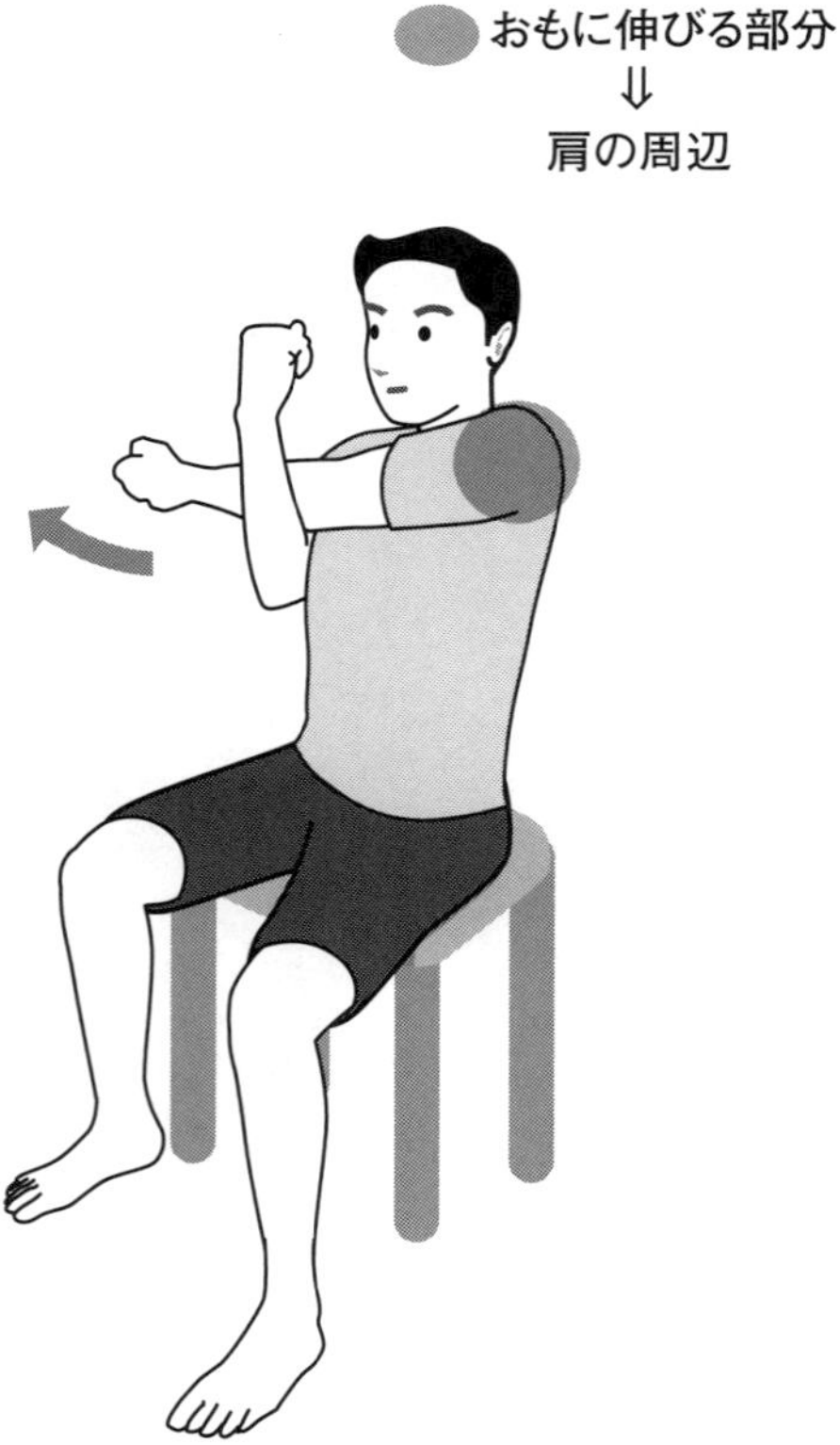

片腕を伸ばし、反対の腕で肘を抱えながら、腕だけをひねっていく。
「気持ちよく伸びている」ところで止めて、20〜30秒維持する。

※上体を一緒にひねらないように注意。

目安の回数 ⇒ 左右それぞれ2〜3回

首・肩まわりのストレッチ 5

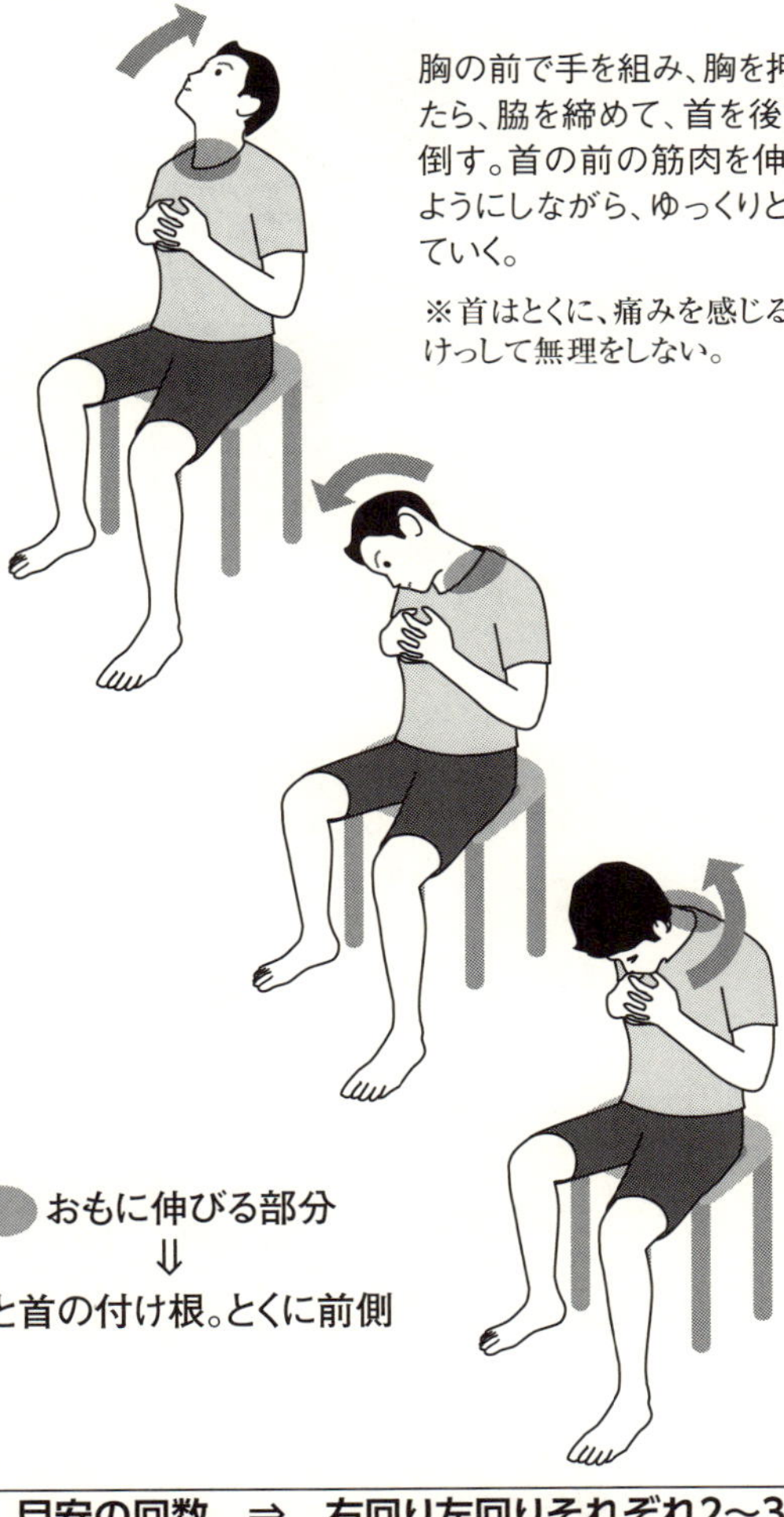

胸の前で手を組み、胸を押さえたら、脇を締めて、首を後方に倒す。首の前の筋肉を伸ばすようにしながら、ゆっくりと回していく。

※首はとくに、痛みを感じる時はけっして無理をしない。

おもに伸びる部分
⇓
首と首の付け根。とくに前側

目安の回数 ⇒ 右回り左回りそれぞれ2〜3周

背中のストレッチ1

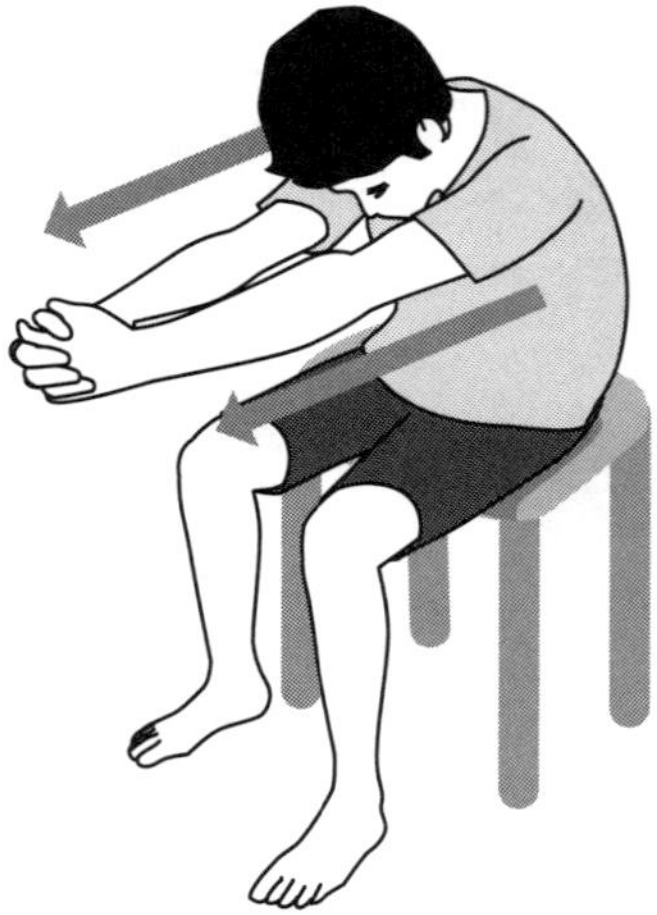

腕を伸ばした状態で手を組み、肩甲骨のあたりを伸ばす意識を持ちながら、腕をさらに前に伸ばしていく。「気持ちよく伸びている」ところで止めて、20〜30秒維持する。

＜後ろから見た図＞

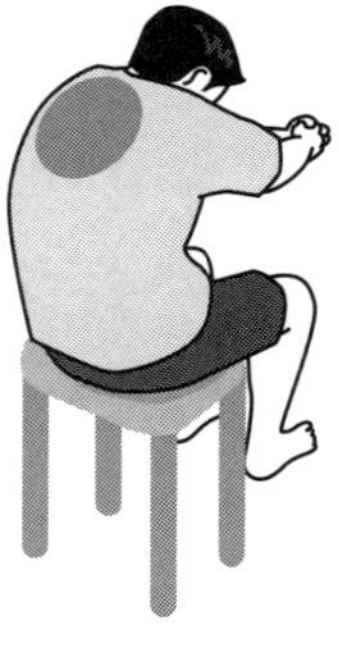

おもに伸びる部分
⇓
背中

目安の回数　⇒　3〜5回

背中のストレッチ 2

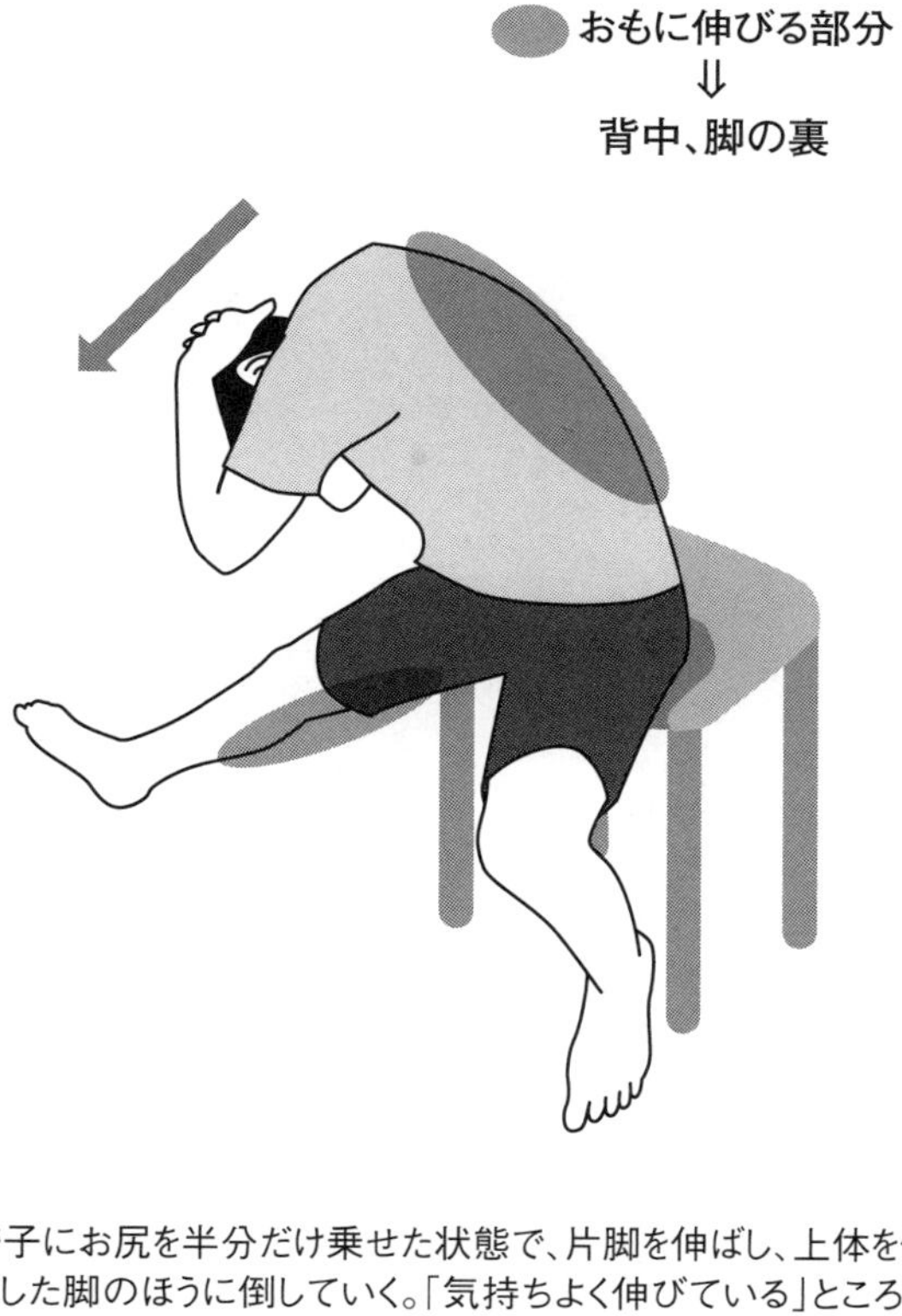

椅子にお尻を半分だけ乗せた状態で、片脚を伸ばし、上体を伸ばした脚のほうに倒していく。「気持ちよく伸びている」ところで止めて、20〜30秒維持する。

※上体をひねらずに、まっすぐに倒すようにする。
※椅子から落ちないように十分に安定していることを確認してからおこなう。

目安の回数 ⇒ 左右それぞれ2〜3回

◆姿勢を正すと、深く大きい呼吸ができる

それでは、もう一度大きく深呼吸をしてみましょう。ストレッチをやる前と比べて、深く大きい呼吸ができるようになっているのではないでしょうか？

少なくとも、胸を膨らませやすくなっていることは実感できるはずです。また、正しい姿勢を取りやすくなっていることでしょう。

これは、首や肩まわり、背中の呼吸に関係する筋肉をゆるめたことによって、肺が大きく膨らみやすくなったからです。

本来は、深く大きい呼吸ができるのが普通なのですが、猫背などの悪い姿勢を続けていると、呼吸に関係する筋肉が硬くなって、肺が膨らむ範囲を小さく制限してしまいます。

第1章で説明したとおり、呼吸が浅く小さくなってしまえば、自律神経が乱れます。

逆にいえば、呼吸に関係する首や肩まわり、背中の筋肉をゆるめておけば、自律神

経の乱れから起こる症状を防ぐことができるのです。

正しい姿勢が取りやすくなれば、それを保つことが苦にならなくなりますから、日常生活の中で、ぜひ、このストレッチをこまめに取り入れていくようにしてください。しつこいようですが、ストレッチをして、正しい姿勢を保ち、深く大きい深呼吸ができるようになることが大切です。したがって、これが習慣になるまで続けてください。

そして、悪い姿勢による筋肉の緊張やコリ、さらに、自律神経の乱れから生じるさまざまな症状に悩まされない体を作っていきましょう。

◆呼吸を使って自律神経をコントロールしよう

深く大きい呼吸ができるようになったところで、その呼吸を上手く活用していくコツを紹介していきましょう。

深く大きい呼吸をすると、副交感神経が働きます。副交感神経の働きが活発になれば、リラックスすることができます。

睡眠がよく取れる状態というのは、副交感神経が働いている時ですから、リラックスできた状態で眠りにつけば、質のよい睡眠が取れることにつながります。

ということは、睡眠を取る前に、深く大きい呼吸をきちんとすることで、脳も体もリラックスし、しっかり眠れるようになるということです。

そして、毎日眠る前に、深く大きい呼吸をすることが習慣になれば、深く大きい呼吸をすると眠くなるものだと脳が覚えるようになります。すると、副交感神経のスイッチがすぐに切り替わるようになり、さらに眠りやすく、眠りの質もよくなるのです。

ただし、2～3回程度深く大きい呼吸をしても、あまり意味がありません。「いま、リラックスしているのだな」と脳に覚え込ませる必要があります。

そのためには、睡眠を取る前、寝床についたら、仰向けになった姿勢で構いませんので、できれば3分から5分、しっかり深く大きい呼吸をするようにしてください。

すると、脳は「いま、リラックスしている」と勘違いして、副交感神経を高めるように体に対して指示を出すようになります。

眠りに不安を抱えている方は、まずは、寝る前に深く大きい深呼吸をすることを習慣にしていただければと思います。

寝る前にリラックスする習慣づけが、睡眠改善の大きなポイントとなってくるのです。

◆呼吸が大きくなると内臓が活発に動き出す

深く大きい呼吸をすることによって、内臓が活発に動くようになるという作用もあります。

ストレッチによって呼吸に関係する筋肉をリラックスさせ、正しい姿勢を保ち、深く大きい呼吸をするという行動の一つひとつが、内臓の働きを強くすることにもつながるからです。

猫背のような悪い姿勢を取っていると、前かがみになり、内臓を圧迫していることは前にご説明した通りです。

内臓は圧迫されていると、内臓自体にも筋肉がついているため、筋肉の拡張収縮を妨げられてしまいます。

内臓についている筋肉が動きづらくなれば、内臓そのものの動きも悪くなってしまいます。

そのためにも、正しい姿勢を取って、内臓を圧迫しないことが、とても重要になってくるのです。

さらには、前にも説明した通り、深く大きい呼吸をすると、脳脊髄液の流れがよくなります。

脳脊髄液の流れがよくなれば、椎骨の間から出ている神経の働きが活発になり、そこからつながっている臓器の働きもよくなります。

内臓がしっかり動いてくれているということは、副交感神経が働いていることになるので、体はリラックスしている状態です。

リラックスして副交感神経が働けば、さらに内臓の働きもよくなるという、いいスパイラルを生み出してくれます。

反対に、胃の働きが弱ると、前述したように、上方偏位といって胃が腹部の上に持ち上がる傾向があります。

胃が持ち上がることによって、横隔膜が圧迫されて、呼吸がしづらくなるという負のスパイラルを生み出します。

そう考えると、首や肩まわり、背中のストレッチをおこなって、筋肉をゆるめ、リラックスすることが、自律神経にとっていかに重要なことか、内臓の働きという観点からもおわかりいただけるかと思います。

◆「腹式呼吸」は実はあまり効果がない

自律神経を整える深く大きい呼吸をするにあたって、注意していただきたいことがあります。

自律神経を整える呼吸は、肺を膨らませて、頭蓋骨を包む筋肉を動かす必要があります。ですので、一般的な呼吸法でよくおこなわれる「腹式呼吸」は、実はあまり効果的ではありません。

肺や胸郭（胸を取り囲む骨格）を動かすためには、お腹に空気をためるよりも、肺に空気をためる、つまり胸を大きく膨らませる、という意識が必要になります。

また、深く大きい呼吸というと、みなさん、吸うことばかりに意識を向けがちですが、あまり吸うことばかりに集中すると、過呼吸（過換気症候群）などを引き起こしてしまいますから注意が必要です。

息を吸うことよりも、吐くことに意識を向けてください。息を吐き切れば、苦しくなって勝手に吸いますから、大きく吐き切るという意識を持つことがポイントです。

呼吸法というと、口から吐いて鼻から吸えばいいのですか？　と聞かれることがよくあります。

自律神経を整える呼吸法

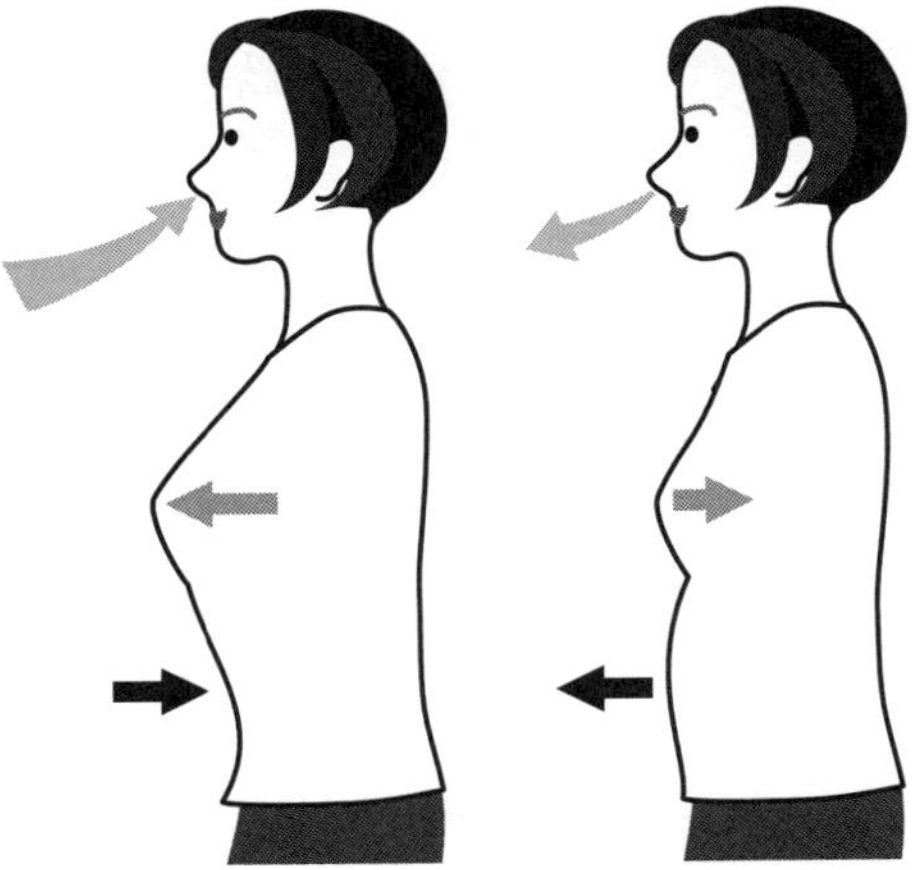

鼻から息をゆっくり吸いながら、胸を膨らませていく。十分に吸い切ったら、今度は胸をへこませながら（お腹を膨らませながら）、息をゆっくり吐いていく。

目安の回数　⇒　ゆっくり吸って吐いてを繰り返して、3分から5分

それが自然にできればいいのですが、あまり口から吐いて、鼻から吸うというのを意識し過ぎると、かえって緊張して、うまく呼吸ができなくなってしまいますから、普通に鼻で呼吸すれば大丈夫です。

口から吸うことは、空気中のよくない菌なども吸い込みやすくなるため、そういう意味でもあまりお勧めしません（鼻から吸うと、鼻の粘膜などによる濾過《ろか》システムが働きます）。

体をリラックスするためにおこなう呼吸ですから、脳が「いま、リラックスしている」と勘違いしてくれるように、3分から5分程度は続けられると、なおいいでしょう。

いい呼吸のコツを前ページにイラストにして載せておきましたので、参考にしてみてください。

第3章

自律神経の大敵＝弱った内臓の働きを高める方法

◆内臓が悪くなると筋肉が硬くなる

前の章で、内臓にも筋肉がついていることに触れました。内臓には、平滑筋《へいかつきん》という筋肉がついています。この筋肉が収縮運動することによって、内臓は動かされています。

この平滑筋に指令を与えているのが自律神経です。

内臓についているこの筋肉が硬くなると、お腹を覆っている筋膜《きんまく》という膜が一緒に硬くなってしまいます。

すると、筋膜というのは、全身タイツのように体じゅうを覆っている膜ですので、どこかが硬くなれば、他の部分も突っ張って硬くなるということが起きます。

よくある例として、胃の動きが悪くなっていると、背中や肩に痛みを感じることがあります。

これは、胃の周囲の筋膜が硬くなり、筋膜が突っ張った状態になることにより、腕などを動かした時に、背中や肩の筋膜が引っ張られるからです。その結果、その部分の筋肉の動きが悪くなって、硬くなるために起こります。そして痛みが発生するのです。

これは胃に限った話ではありません。ある内臓が悪くなると、その内臓に関連する筋肉が硬くなって、痛みが発生する、というつながりがあるのです。

東洋医学では、体じゅうに経絡《けいらく》という「気」の通り道があり、その経絡上にツボがあると考えられています。

このツボを刺激することにより、経絡でつながった内臓や筋肉の働きがよくなるというのが基本理論となっています。

同じように、整体的にみても、内臓と筋肉には相関関係があります。そのため、内臓の働きをよくすれば、関係する筋肉がゆるみ、骨格も歪まなくなり、その結果、自律神経も整いやすくなるのです。

◆カフェインは自律神経にとって大敵

みなさんは、コーヒーはお好きでしょうか？

朝の一杯のコーヒーは欠かせないという人もいるかもしれませんし、ランチでコーヒーが無料で飲めるからよく行くというお店があるかもしれません。

そんなコーヒー好きには、少し耳の痛い話です。

自律神経の乱れにとって、カフェインが大敵なことを知っているでしょうか？

カフェインを摂ることによって、自律神経は乱れます。

なぜかというと、コーヒーなどカフェインが入った飲料を飲むと、頭がスッキリするような気がしますよね？　これは、カフェインの覚醒作用によるものです。覚醒作用というのは、いわば緊張状態のこと。これは前にも説明したように交感神経の働きになります。

つまり、カフェインを摂ると、交感神経の働きが活発になるのです。

自律神経が乱れている人は、ただでさえ交感神経が活発に働き過ぎているのに、そこにカフェインを追加してしまったら、さらに過剰に働いてしまいます。

交感神経と副交感神経は、交互にスイッチが切り替わるため同時に働くことができませんから、交感神経をより強めたら、副交感神経のスイッチが入りにくくなってしまうのは、おわかりいただけるでしょう。

副交感神経より交感神経のほうがスイッチは入りやすいという特徴があることは前述しました。

とくに夕方になるにつれ、副交感神経にスイッチが切り替わっていきますから、夜しっかり睡眠を取るためにも、自律神経の乱れを感じている人は、カフェインを摂らないようにすることがとても重要になってきます。

コーヒーや紅茶が好きな人に、一生飲まないでくださいというつもりはありません。少なくとも症状がよくなるまではやめてください、ということです。

カフェインは常習性がありますから、やめる時はスパッと完全にやめる必要があります。

たまに一杯くらいならと中途半端な気持ちで飲んでしまうと、また飲みたくなるという依存性があります。二週間やめれば、体がカフェインを欲しなくなりますので、最低、その期間はカフェイン断ちをすることです。

カフェインを含む代表的なものは、コーヒー、紅茶、緑茶、ウーロン茶、栄養ドリンク、コーラ、ココア、チョコレートなどです。

その期間は、カフェインレスの飲料に切り替えましょう。

例えば、水や、麦茶・ルイボスティーなどカフェインの入っていないお茶にしたりするのはいかがでしょうか?

最近では、カフェインレス(デカフェ)のコーヒーも見かけるようになったので、コーヒー好きはそちらに切り替えるというのも手です。

◆疲れた時に甘いものを食べるとより疲れる

疲れた時には、甘いもの。こんな言葉を信じてはいないでしょうか？

実は、真逆です。疲れた時に甘いものを食べたら、体はさらに疲れてしまいます。

ＧＩ値というのをご存知でしょうか？

これは、食後に血糖値を上昇させる指標となる数値のことです。ＧＩ値が高い食品を摂ると、血糖値は急上昇します。ＧＩ値が低い食品の場合は、血糖値はなだらかに上がります。ＧＩ値が70以上のものは高ＧＩ値食品、55以下のものは低ＧＩ値食品と分類されています。

99ページにＧＩ値の図表を載せましたので、参考にしてみてください。

空腹時にＧＩ値の高い食品を摂ると、血糖値が一気に急上昇します。すると、膵臓《すいぞう》がインスリンという血糖を分解する物質を大量に分泌するなど、膵臓や肝臓が忙しく働きます。

インスリンが大量に出されることによって、今度は血糖値が急下降します。

血糖値が急に下がると、体はだるさを感じ、血糖値を上げたくなります。

そんな時にまたＧＩ値の高い甘いものを食べると、血糖値が急上昇するので、体は元気になったような気がするのです。

しかし、血糖値が乱高下することにより、膵臓や肝臓はフル回転し、疲弊してしまいますから、本来持っている臓器の働きが十分にできなくなってしまいます。

膵臓はおもに消化を司り、肝臓は体の疲労物質や毒素を分解する重要な器官です。

甘いものなど、血糖値を急上昇させる食べ物や飲み物を過剰に摂ることによって、膵臓や肝臓に過度な負担がかかれば、内臓の働きが悪くなり、体が疲労してしまうのです。

(図表3－1) おもな食品のＧＩ値

※ブドウ糖を100とした場合

食品	ＧＩ値	食品	ＧＩ値
食パン	91	白砂糖	110
餅	85	キャンディ	108
精白米	84	黒砂糖	99
うどん	80	菓子パン	95
胚芽米	70	チョコレート	91
そうめん	68	ジャガイモ	90
パスタ	65	はちみつ	88
そば	59	トウモロコシ	70
ライ麦パン	58	バナナ	55
玄米（五分）	58	サツマイモ	55
玄米	56	トマト	30
全粒粉パン	50	アーモンド	30
肉類	45～49	ピーナッツ	28
豆腐	42	生しいたけ	28
魚介類	40前後	プレーンヨーグルト	25
チーズ	35	レタス	23
納豆	33	キュウリ	23
卵	30	コーヒー	16
牛乳	25	緑茶	10

溝口徹『「うつ」は食べ物が原因だった！』（青春出版社）他より

(図表3－2) 血糖値の乱高下は体を疲弊させる

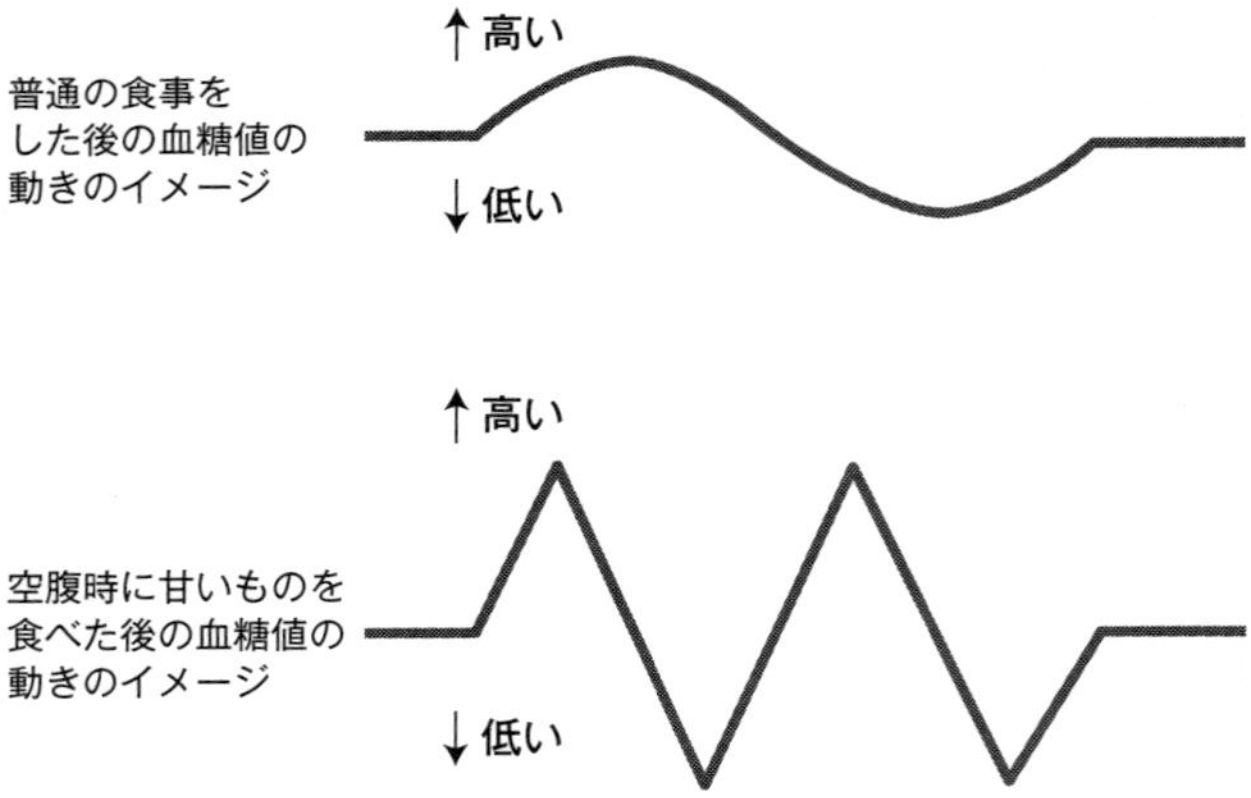

内臓の働きが弱くなれば、筋肉が弱くなり、自律神経が乱れやすくなるという相関関係からいえば、血糖値を急上昇させて内臓の働きを弱めることは避けたいところ。内臓がスムーズに働く時は、副交感神経がうまく機能している時、ということを再認識しましょう。

ＧＩ値が高い食品は、砂糖・白く精製された小麦粉で作られたパンやうどん、ジャガイモ、白米などがあります。

ＧＩ値が低い食品には、きのこ類、野菜の葉物類、肉、魚、大豆製品などがあります。

主食である炭水化物はＧＩ値が高いものが多く、食べるものがなくなってしまうと思われる方もいるかもしれません。

しかし、白米は、雑穀や麦、玄米などＧＩ値が低めのものを混ぜることで、消化吸収をゆるやかにすることができます。

また、小麦製品でもライ麦や全粒粉《ぜんりゅうふん》で作られたもの、そばなどもＧＩ値が低めなので、これらを主食として取り入れるといいでしょう。

◆タバコやお酒が自律神経に与える思いがけない影響

カフェインや高GI値の食品の他に、喫煙や寝酒も交感神経を高めてしまう原因となります。

タバコは、百害あって一利なしです。体にとって、いいことは何もないという恐ろしいものです。

タバコを吸うと、リラックスできるなどというのは幻想です。

喫煙をすると、血管が急激に収縮します。血管の収縮は、交感神経の働きです。

ということは、急激に交感神経が働くということ。急激に交感神経が働くと、脳は危険だと感じ、副交感神経を働かせます。

その結果、一瞬、強く副交感神経が働くため、すごくリラックスしたような気がするだけなのです。

しかし、その後またすぐに、交感神経が活発に働いた状態に戻されます。

その結果、喫煙後は、交感神経が働いている緊張状態が続くのです。

だから、愛煙家は短時間に何度もタバコを吸いたくなるという常習性がみられるようになります。

タバコから出る煙そのものが害でしかありませんので、自律神経が乱れている方は、強い意志でタバコをやめてください。


飲酒については、飲酒そのものが悪いということではありません。

お酒は体質によって、強い弱いがありますから、人それぞれに適切な量や度数も変わってきます。

お酒に強い体質の方は、晩酌をするとストレス解消にもなると思います。ですので、多量に飲酒せずに、量や頻度をコントロールできるのなら大丈夫です。自制が利かない方は、やめてください。

ただし、寝酒はよくありません。晩酌をしてから寝るまでの間に、最低でも1～2時間ほど空ける必要があります。

寝酒をすると、アルコールの作用で脳の働きが弱くなるため、入眠しやすくなります。

一方で、交感神経を活発に働かせる作用があるため、浅い睡眠や中途覚醒、早朝覚醒などを招いてしまうのです。

深酒した後の睡眠で、夜中に急に目が覚めてしまったという経験をした方も多いと思いますが、それはそういう理由からなのです。

そのように寝酒や深酒は、交感神経を活発にし、睡眠の質を悪くしますので、自律神経の乱れにつながってきます。

◆副交感神経の働きに欠かせないセロトニンとメラトニン

自律神経と睡眠の関係を語る際、セロトニンとメラトニンという物質の活性化も重要になってきます。

セロトニンとは神経伝達物質で、これが足りていないと、午後以降に睡眠ホルモンであるメラトニンを作り出すことができず、夜の睡眠の質を悪くすることにつながります。

それだけではなく、セロトニンにはストレスを減らす効果もあるため、セロトニンが不足すると、精神が不安定になりやすくなり、うつ病などの気分障害も招きます。

セロトニンは、副交感神経の働きを活性化させやすくするのです。

抗うつ薬は、このセロトニンを不足させないように作用する薬が中心です。それくらいセロトニンは精神の安定に重要な役割を果たしているのです。

とはいえ、薬に頼って、セロトニンを増やすよりも、食事などによって、自分の力で不足しないようにすることができるのであれば、そのほうが健康的でしょう。

では、セロトニンはどのように作られるのでしょうか？

セロトニンは毎日、体の中で作り出されていますが、ためておくことができません。

そこで、毎日セロトニンを作り出すための栄養素が必要になってきます。その栄養素が足りていなければ、セロトニンを作り出すことができないのです。

では、セロトニンを作り出す栄養素とは何でしょうか？

それは、トリプトファンを原料に、トリプトファンを作り出す際のエネルギーとなる炭水化物、さらに作る手助けをするビタミンB_6という三つの栄養素が必要になります。

これらの三つの栄養素から、毎日セロトニンを作り出すという作業を、私たちの体はおこなっています。

このセロトニンが毎日作り出される働きによって、リラックスできたり、幸せを感じたりすることができるのです。


自律神経は、ストレスが強いと乱れやすくなりますから、このセロトニンをしっかり作り出して、ストレスに負けない体に整えておくことも、現代社会を生き抜くためには、とても重要になってきます。

◆副交感神経の働きを高める食べ物とは？

では、そのセロトニンを作り出すために必要な三つの栄養素である、トリプトファン・炭水化物・ビタミンB_6は、どんな食品に含まれているのでしょうか？

トリプトファンを含む食品には、大豆製品である豆腐・納豆・豆乳・味噌・きなこ、乳製品である牛乳・ヨーグルト・チーズ、その他、肉類や魚類、卵やナッツ類、バナナなどがあります。

炭水化物を含む食品には、穀物類である白米・麺類・パン、その他、いも類やバナナなどがあります。

ビタミンB_6を含む食品には、魚類であるいわし・さんま・さば・あじ・さけ・まぐろ・かつお、白く精製されていない穀物類である玄米や、胚芽が残っている胚芽米、麦、その他、にんにくやしょうが、大豆やバナナなどがあります。

どれも普段よく食べている食品の中に含まれていることがおわかりいただけるでしょう。

毎日の食事のレシピに少し工夫を加えるだけで、三つの栄養素を簡単に摂ることができます。

ただ、これらの食品ばかりに気を使って毎日メニューを考えるのも、それはそれで大変なことです。

そこで、三つの栄養素を含む食品の例をもう一度よくみていただくと、三つの食品例のいずれにも、バナナが挙げられていることに気づいたでしょうか。

いろいろメニューを考えなくても、バナナを毎日1本食べていれば、セロトニンに必要な三つの栄養素を簡単に摂ることができるということです。

セロトニンを作り出し、副交感神経を活性化させるためには、バナナを食べることが最も手っ取り早いと覚えておいてください。

もちろん、バナナが苦手なら、無理をせず、他の食材から意識して摂るようにしましょう。魚類や大豆類も非常にいいと覚えておきましょう。

◆腰痛、ギックリ腰は内臓が原因のことも

内臓の働きが弱ることで起こる症状で、もう一つ重要な事実があります。

腰痛も内臓が原因で起こることがある、ということです。

腰痛といえば、背骨や骨盤の歪みによるものという認識が一般的に強いでしょう。

また、その歪みなどにより腰の筋肉が張っていることでも起きていると考えられています。

たしかに歪みや筋肉のハリが原因でもあるのですが、もっと根本的な原因を探していくと、内臓にたどり着くことがよくあるのです。

私の整体院に来られる方の中に、腰が痛くて、いろいろな整骨院での施術やマッサージ、鍼灸《しんきゅう》などを受けてきたが、全然よくならないとおっしゃる方がよくいます。

そこで、体の状態を確かめていくと、内臓の働きが弱っていることによって、その

内臓に関係する筋肉が弱り、硬くなっているため、腰周辺の筋肉も張ってしまって、痛みが出ているというケースによく出会うのです。

この場合は、いくら腰周辺の筋肉をほぐしたところで、すぐに元に戻ってしまいます。だから、どこで施術を受けてもよくならなかったのです。

こういった方の場合には、弱っている内臓の緊張を解き、働きを強める特別な施術をする必要があります。

内臓が弱っているという根本的な原因にアプローチすることによって初めて、しつこい腰痛を改善することができるのです。

何度も繰り返すギックリ腰も、内臓の働きが弱っていることによって起きることが少なくありません。

まさか内臓が弱ることによってギックリ腰になるなんて、普通に考えたら結びつかないかもしれません。

しかし、ギックリ腰の原因となっている骨の歪みを整え、さらに内臓の働きを強める施術をすると、ギックリ腰が起きなくなるということが、これまでの施術経験の中でもたくさんありました。

よくなった方は、ずっと悩まされていたギックリ腰が起きないので、とても驚かれます。

内臓の働きを強めておくことは、それだけいろいろな症状の予防になるということです。

◆内臓をゆるめると自律神経が整う

ここまでのところで、内臓の筋肉をゆるめることは、内臓の働きを高めることにつながることが、おわかりいただけたと思います。

ではなぜ、内臓の筋肉をゆるめて、働きを強めると、自律神経が整うのでしょうか？

前にも簡単にご説明しましたが、ここではもう少し詳しく解説しておきます。

一つひとつの筋肉は体じゅうの筋肉と密接に関係していますから、一つの筋肉が弱ることによって、姿勢が悪くなったり、歪みが生じるということが起こります。
悪い姿勢や骨格の歪みは、自律神経を乱すということも説明してきました。
どのように自律神経が乱れていくかというと、これまでの復習になりますが、

・内臓の働きが弱る
↓
・その内臓に関係する筋肉が弱る
↓
・姿勢が悪くなる
↓
・呼吸が小さくなる
↓
・脳脊髄液の流れが悪くなる
↓

・自律神経が乱れる

というように、順々に体に悪影響が出てくるのです。

体の歪み以外のことでも、自律神経を乱すことがあります。

例えば、副腎という臓器の働きが弱くなっているとします。副腎は、おもにホルモン分泌に関わる臓器です。

強いストレスを感じると、副腎からコルチゾールというホルモンが多量に分泌され、ホルモンバランスが乱れ、さらに副腎の働きが弱くなるということが起きます。

その結果、自律神経に支障をきたすことにつながっていくのです。

現代人は、さまざまなストレスにさらされていますが、そのストレスを緩和させる役割も、ホルモンがおこなっていることがあります。

そんなストレスを緩和してくれるホルモンの分泌が少なくなってしまえば、自律神経に悪影響が出るのは当然のこと。

副腎は、ストレスによっても弱ります。逆にいえば、副腎の働きを強めておけば、副腎から出るホルモンがストレスを緩和してくれますから、ストレスにも耐えやすくなります。

さらに、ストレスの影響が少なくなれば、自律神経の乱れは起こりづらくなるというように、ストレスと内臓と自律神経の三者は、密接に関連しあっているのです。

次ページに、内臓の筋肉をゆるめて、内臓の働きをよくするマッサージを紹介しましたので、ぜひ日常的に実践していただければと思います。

内臓の働きをよくするマッサージ

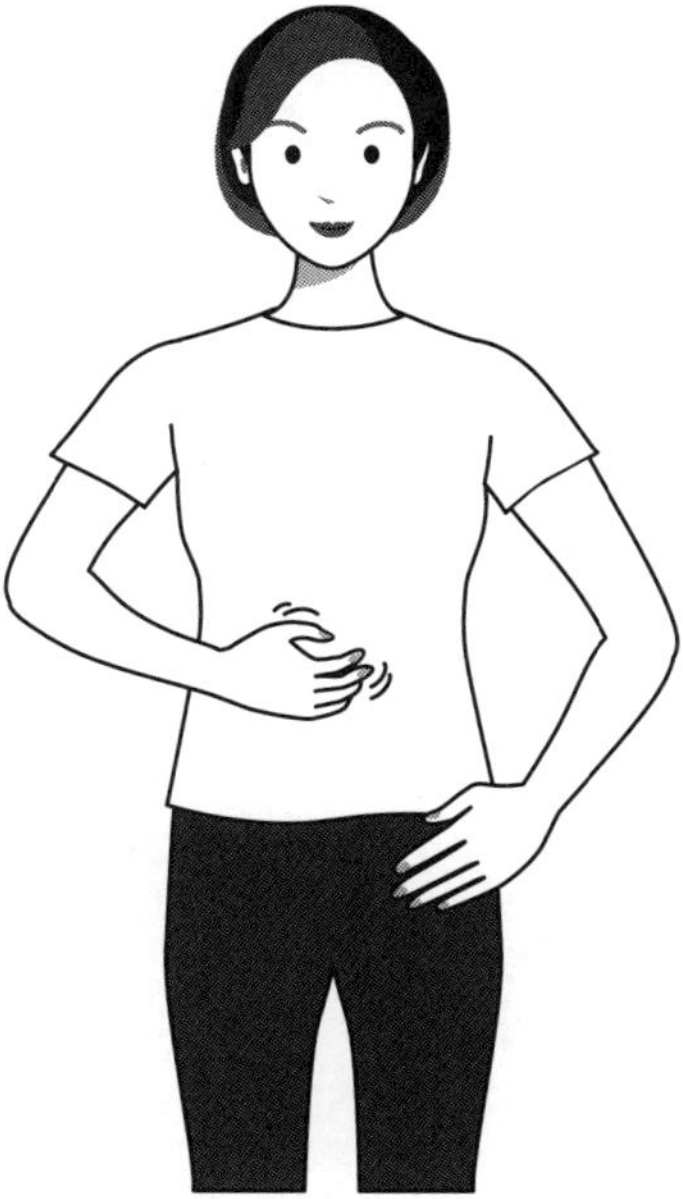

手のひらでお腹をこねるようにして、硬くなっているところを中心に、お腹全体をマッサージしていく。

◆内臓の働きに腰まわりの筋肉が重要な理由

内臓の働きをよくすると、筋肉の働きもよくなるという相関関係があることをご説明しました。

相関関係があるということは、筋肉をゆるめることで、内臓の働きをよくすることもできるということです。とくに腰まわりの筋肉をゆるめることが重要になってきます。

なぜ、腰まわりの筋肉なのでしょうか？

一つ目の理由としては、腰まわりの筋肉をゆるめれば、背骨を支えている筋肉もゆるみます。

そうなると背骨が歪みづらくなりますから、脳脊髄液の流れがよくなり、内臓につながる神経の働きもよくなっていきます。

その結果、内臓の働きがよくなるのです。

二つ目の理由としては、腰まわりの筋肉がゆるんでいれば、その筋肉の内側にある、内臓を覆っている筋膜も柔らかくなります。

それによって、内臓の収縮運動をしやすくすることができます。

三つ目の理由としては、腰まわりの筋肉が硬くなっていると、骨盤の筋肉が硬くなります。

骨盤の筋肉が硬くなると、背骨の土台にあたる仙骨（28ページ）の動きが硬くなります。

前に、脳脊髄液は、頭から出て仙骨で吸収されるとご説明しました。脳脊髄液の始点が頭だとすると、脳脊髄液の終点は仙骨になります。

その仙骨の動きが悪くなってくると、脳脊髄液の吸収も悪くなります。

また、仙骨部分に使い捨てカイロを貼ることで、お腹の冷えを改善したり、全身が温まる効果が得られたりするように、あまり知られていない骨なのですが、大変重要な部分なのです。

これは、仙骨の下に骨盤内臓神経という神経が通っており、ここが温まると内臓が温まり、ひいては全身が温まっていくことによるものです。

このように仙骨は体の中心部分にあり、あまり知られていないのですが、大変重要な役割を果たしている骨なのです。

そのため、腰の筋肉、またそこにつながるお尻の筋肉をゆるめることは、仙骨の動きをよくし、脳関髄液の流れをスムーズにすることにもつながります。

このように、腰まわりの筋肉をゆるめることは、内臓の働きにとってとても重要なことなのです。

そんな腰まわりの筋肉をゆるめるストレッチを紹介します。お風呂上がりなどに、ぜひ実践してみてください。

腰まわりのストレッチ１

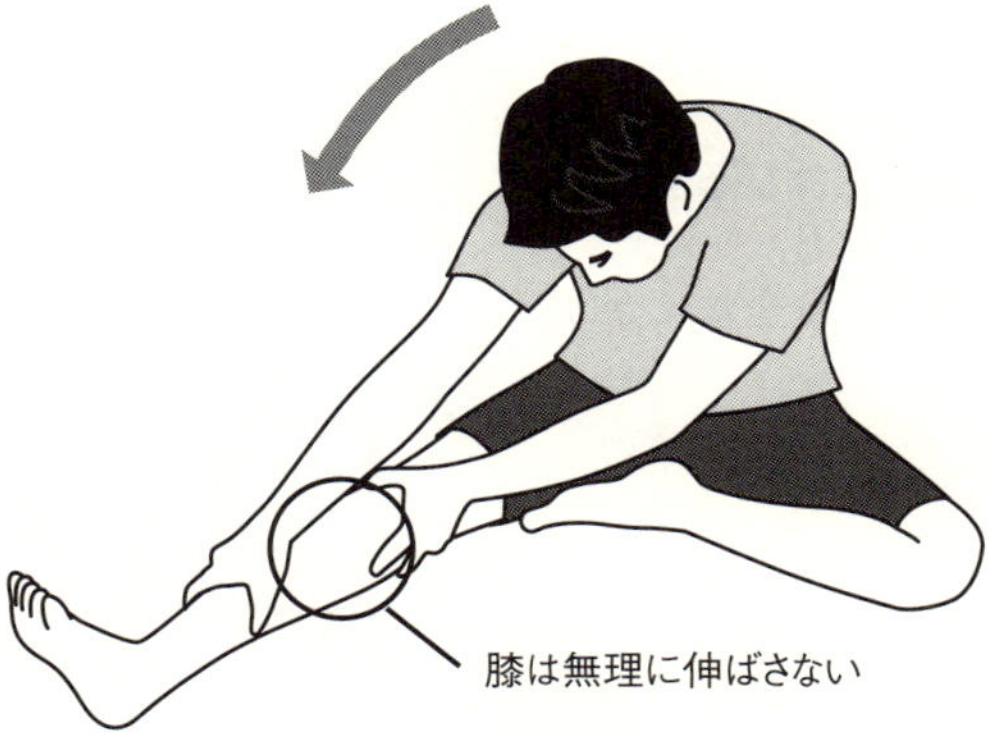

片脚を伸ばし、もう片方は足の裏を伸ばした脚の内側につける。両手で伸ばした脚を持って、上体を倒していく。「気持ちよく伸びている」ところで止めて、20〜30秒維持する。

※体が柔らかい人はつま先を持ち、硬い人は足首を持つなど、できるところでOK。

※無理に膝を伸ばすと、脚の裏ばかりが伸びてしまい、腰まわりが伸びなくなるので注意。

＜後ろから見た図＞

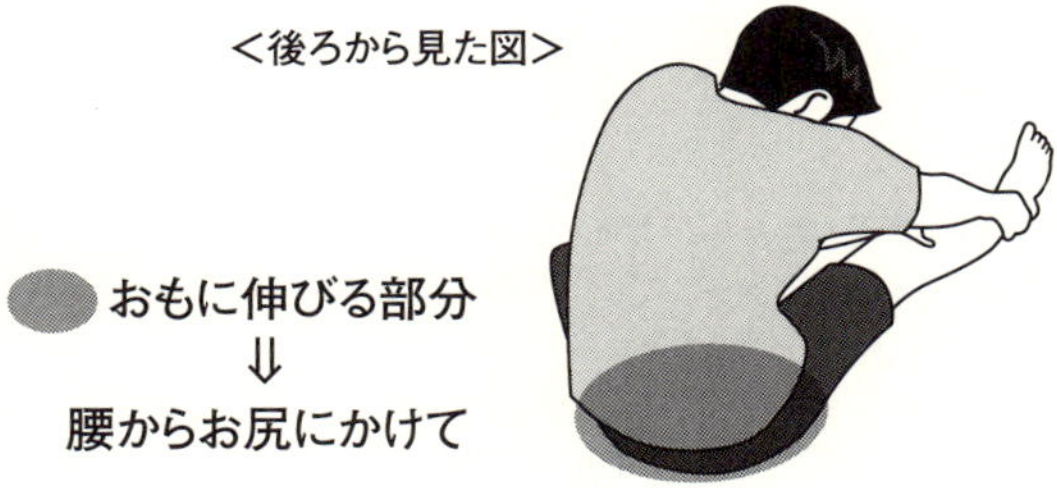

目安の回数　⇒　左右それぞれ2〜3回

腰まわりのストレッチ 2

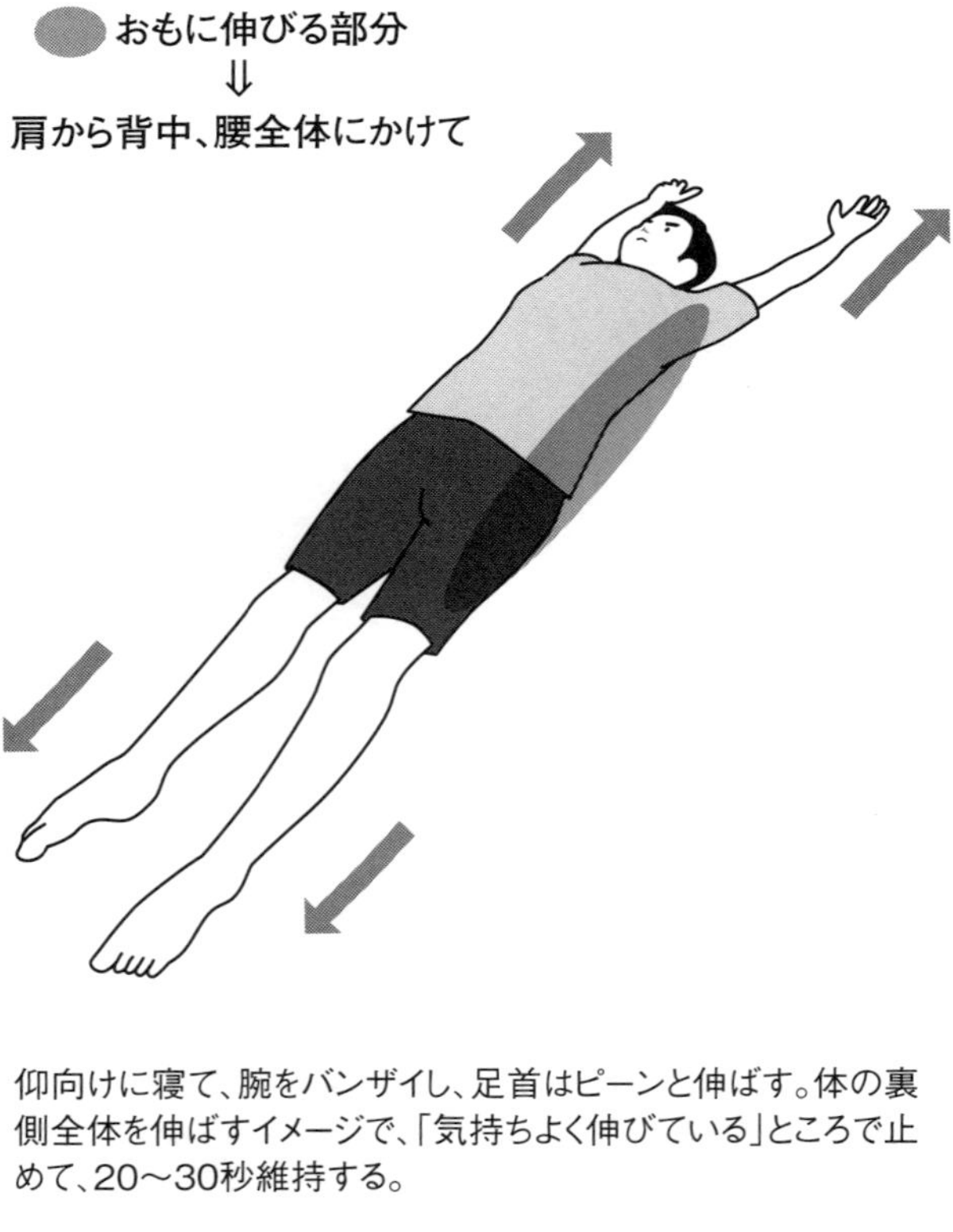

仰向けに寝て、腕をバンザイし、足首はピーンと伸ばす。体の裏側全体を伸ばすイメージで、「気持ちよく伸びている」ところで止めて、20～30秒維持する。

目安の回数 ⇒ 3～5回

お尻まわりのストレッチ１

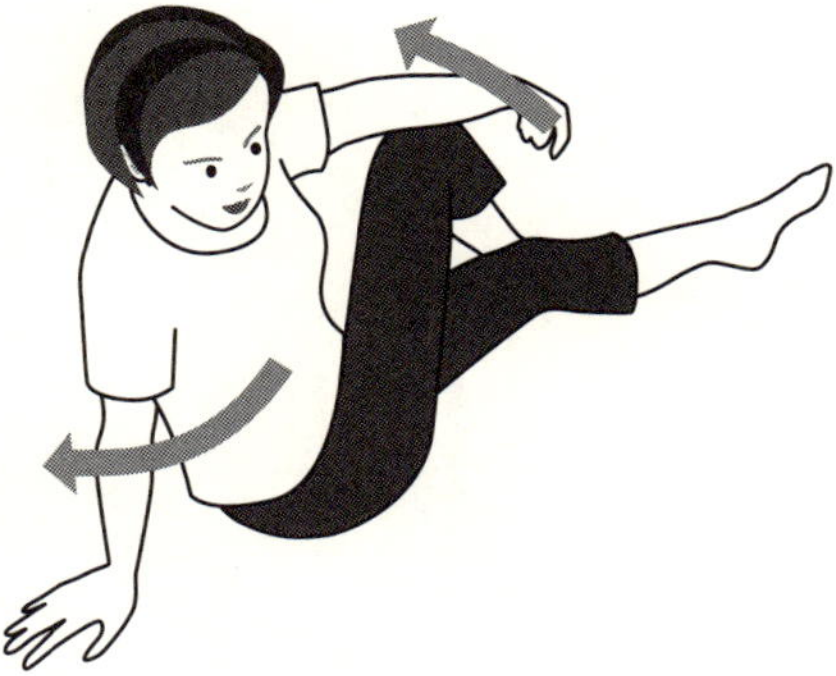

片脚を伸ばし、反対の脚は曲げて交差させる。背中を伸ばしたまま、肘で膝を押し出すように体をひねる。「気持ちよく伸びている」ところで止めて、20〜30秒維持する。

＜後ろから見た図＞

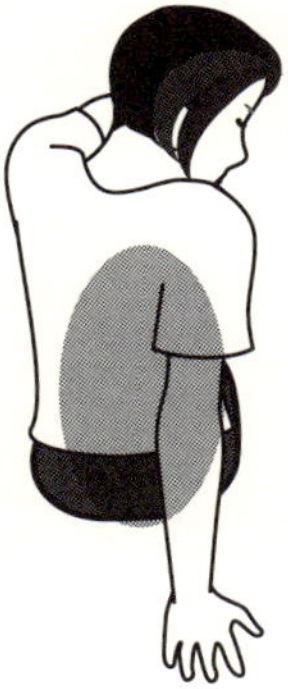

おもに伸びる部分
⇓
背中からお尻にかけて

目安の回数　⇒　左右それぞれ2〜3回

お尻まわりのストレッチ 2

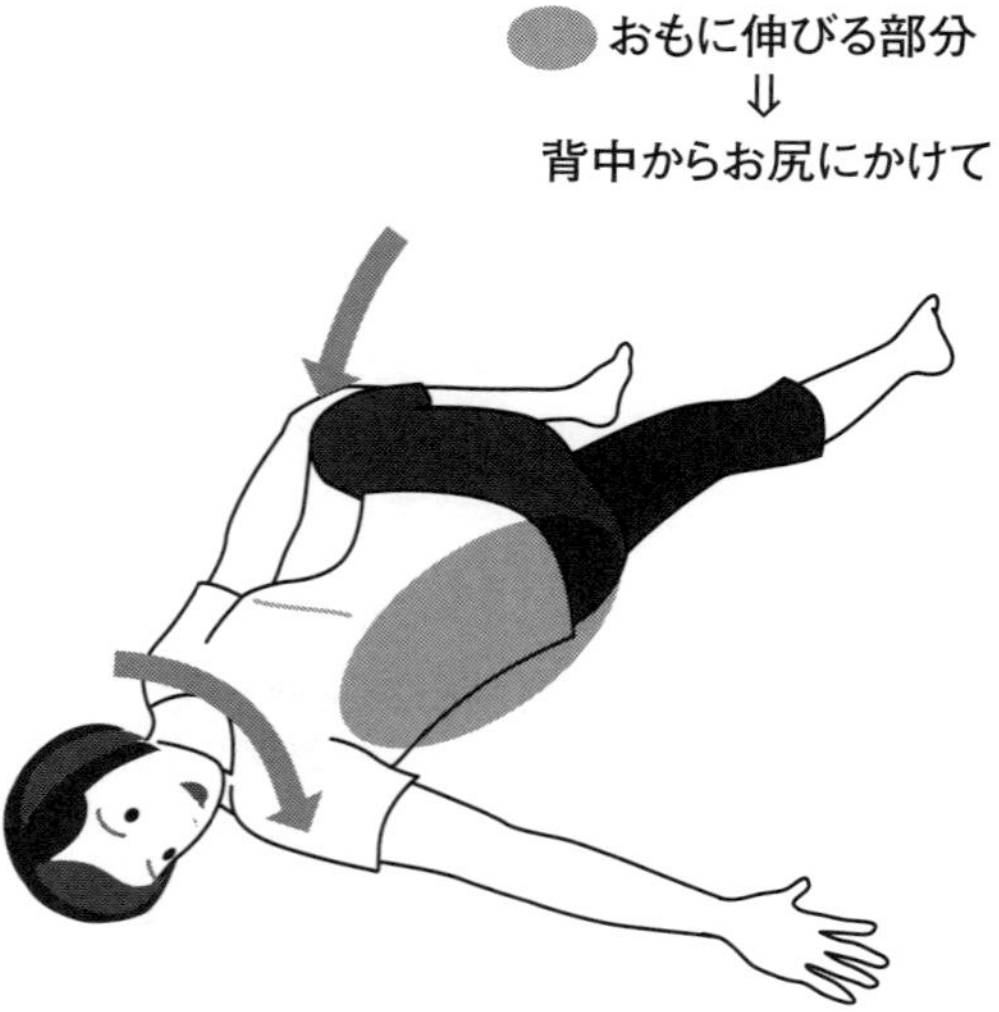

仰向けに寝て、体をひねり、ひねった膝を反対の手で押さえる。もう片方の腕を、ひねった反対方向の床に置く。顔を床に置いた手のほうに向ける。「気持ちよく伸びている」ところで止めて、20〜30秒維持する。

目安の回数 ⇒ 左右それぞれ2〜3回

第4章　精神的ストレスに強くなる心と体の整え方

◆精神的ストレスで体はこんな反応をする

これまでのところで、ストレスを感じると体は緊張し、交感神経の働きが強くなることをご説明しました。

ストレスを感じた時の体の反応をまとめると、

・交感神経が強く働くため、副交感神経の働きが弱くなる
・筋肉が緊張し、筋肉の働きが弱くなる
・ストレスに対抗するためにセロトニンが不足する
・副腎などの臓器が弱くなる

ことなどが挙げられます。

現代社会を生きていると、53ページで紹介した五つのストレスの中でも、精神的ス

トレスを感じる機会が非常に多いと思います。

精神的ストレスをコントロールすることがとても重要だとわかっていながら、なかなか上手くコントロールができないと感じている方も多いのではないでしょうか？

上手くコントロールできずにいると、精神の安定を崩したり、自律神経の乱れを引き起こして、さまざまな症状が出てきたりします。

精神安定剤や抗うつ剤の多くも、結局のところ、脳内の神経伝達物質をコントロールして、精神の安定を取り戻そうというものです。

そんな現代社会を生き抜くうえで、「精神的ストレスをコントロールする方法」は是が非でも身につけたいものです。


私もうつ病を自力で治した経験がありますが、当時、この精神的ストレスをコントロールする有効な方法を詳しく教えてくれる場所や本などは見当たりませんでした。

現代社会を生きていく以上、精神的ストレスと無縁でいることは不可能でしょう。ならば、精神的ストレスを減らしていくために、自分自身が「ストレスを感じないようにする受け止め方、考え方は何か？」という視点が大切。それをコツコツと時間をかけて試行錯誤しながら、模索していきました。

その結果、たどり着いた結論は、考え方のクセを変えて、脳内の神経伝達物質を意図的にコントロールし、自律神経の働きを整えてしまえばいい、ということでした。

この章では、私自身がうつ病から立ち直った経験や、自律神経専門の整体師となって、精神的ストレスから心身に症状をきたしてしまった数多くの方々の克服過程を元に培った「精神的ストレスをコントロールする方法」をご紹介していきます。

精神的ストレスの多い現代社会を生きるうえで、考え方のクセを変えて、少しでもストレスによる悪影響を減らし、元気な心と体を手に入れるヒントをつかんでいただければと思います。

ただし、心（考え方）と体は一体のもの。体が回復していないところで、心（考え方）のクセを変えようとしても、なかなか思うような効果は上がりません。

実際、体が整わない中で、「精神的ストレスをコントロールする法」を実践しても、またすぐに元の状態に戻ってしまうことがよくあります。

これまでの章で紹介してきた、ストレッチなどで体を整えることを継続しておこなうことで初めて、「精神的なストレスをコントロールする方法」が効果を発揮することを、まずはしっかり認識しておきましょう。

◆「悩む」と「考える」の違いを知っておこう

自律神経の乱れによる症状が出ている方は、精神的な「悩み」を抱えていることが多いものです。

みなさんも、不安や心配、イライラすることなどが、気がつけば頭の中をグルグル回っていることはないでしょうか？　ああしよう、こうしようとか、どうしたらいいのだろうとか、いつも同じようなことを考えていると感じたことはないでしょうか？

これらはすべて「悩み」なのです。

自分では「考えている」つもりかもしれませんが、実際には「悩んでいる」だけなのです。

では、「悩む」と「考える」は、何が違うのでしょうか?

辞書で調べてみると、

「考える」=「結論を導き出す」

といった趣旨のことが書かれています。同様に、

「悩む」=「決めかねたり解決の方法が見いだせなかったりして、心を痛める。思いわずらう」

などとなっています。

つまり、「結論を導き出せない」ことは、「悩み」なのです。

悩むことは、結論が出ませんから、いくら悩んでも時間の無駄ともいえます。

さらに、悩みは精神的ストレスになりますから、自律神経を乱す原因となり、体の機能を弱くしてしまうのです。

では、「悩む」のではなく、「考える」ためには、どのようにしたらいいのでしょうか？

それは、「紙に書き出してしまう」ことです。

具体的には、

・いまある現状

←

・それに対してどうするか？　どうしたらいいと考えるか？

←

・その結果、こうなる

と、結論を導き出してしまうことです。

その結論が正しいかどうかは気にしなくて構いません。たとえ間違っていたとしても、いったん結論を出してしまえば安心できます。

それにしたがって行動に移すことができれば、新たな解決策が出てくることもあるので、なおいいでしょう。

たとえ、すぐには行動に移せなかったとしても、「悩む」ことを終わらせることができます。


悩むことが多い方は、「悩む」という習慣がついているだけです。

「悩む」という習慣を、「考える」という習慣に変えればいいだけなのです。

すると、それだけでストレスになることに「悩む」時間がなくなってくるので、自律神経は整ってくるものです。

悩んで時間を無駄にして、体が弱っていくなんて、いいことは一つもありません。「悩む」ことをなくしていくことが、ストレスを減らす第一歩なのです。

◆みかんとりんご〜「悩み」を吹き飛ばす目からウロコの方法

ストレスの対処法として、よく、「ストレスになることから遠ざかりましょう」とか、「ストレスになることを考えないでください」とか、「ポジティブシンキングをしましょう」などといわれます。

しかし、そもそもそれができていたら、心身に症状は出てきていません。

それがなかなかできないから、調子が悪くなってしまうのです。

わかってはいるけど変えられない――これは当たり前の話です。

なぜかというと、脳の構造上、そういう仕組みになっているからです。

この脳の構造上の問題をわかりやすく体験していただくために、次の質問に実際に答えてみてください。

まずは、心を落ち着かせます。そのうえで、

①頭の中に「『みかん』を思い浮かべないでください」

「みかん」を頭の中でイメージしないようにする……そういわれても、多くの人は「みかん」が頭の中に思い浮かんでしまったのではないでしょうか？

では次に、

②頭の中に「『りんご』を思い浮かべてください」

赤いりんごがはっきりイメージできましたか？　すぐに思い浮かばなくても、赤い「りんご」がはっきりイメージできるまで頑張ってみてください。

「りんご」が思い浮かんだら、その時「みかん」はどこに行きましたか？「みかん」

は頭の中からなくなっていませんでしたか？

人間は、「みかんを思い浮かべないでください」といわれても、「みかん」というワードが出てきてしまった以上、「みかん」が思い浮かんでしまうものです。

みかんを思い浮かべないためには、別の事物である「りんご」を思い浮かべる必要があります。そうすれば、「みかん」は勝手に消えてくれるのです。


これはストレスに関しても同じこと。

ストレスになることを考えないでくださいといわれても、できないのは当然です。

そこでどうするかというと、ストレスになることが思い浮かんでしまったら、別のことを思い浮かべて、ストレスになることを頭の中から強引に消してしまうのです。

頭の中を「ストレスになること」から「別のこと」に切り替えてしまうわけです。

では、頭の中を切り替えるためには、いったい何を思い浮かべればいいのでしょうか？

◆ストレスを感じた時に思い浮かべたい「りんご」とは？

第1章でご説明しましたが、ストレスになることを頭に思い浮かべると、筋肉は収縮して硬くなり、力が入らなくなります。

楽しいことや好きなこと、リラックスできることを思い浮かべると、筋肉はリラックスして柔らかくなり、力が入るようになります。

もう結論がわかった方もいるでしょう。

そうです、考え方を切り替えるために思い浮かべるのは、「楽しいこと」や「好きなこと」「リラックスできること」なのです。

前項でいえば、「ストレスになること」＝「みかん」であり、「楽しいこと」「好きなこと」「リラックスできること」＝「りんご」なのです。

楽しいことや好きなことをイメージすると、体がリラックスします。

リラックスは、副交感神経の働きですから、体が回復することにつながります。

「ストレスになること」が頭の中に思い浮かんできてしまったら、とにかく無理やりでいいので、「楽しいこと、好きなこと、リラックスできること」に頭を切り替えてください。

大切なことなので、もう一度繰り返します。

「ストレスになること」が思い浮かんできたら、「いやいや、これではダメだ！」と無理やり「楽しいこと、好きなこと、リラックスできること」を思い浮かべるようにしてください。

これを習慣化してください。

習慣を変えるためには、最初は無理やりにでも変えることが必要です。強い意志でやり続けていれば、習慣は変えることができます。

逆にいえば、無理やり変え続けなければ、習慣は変わりません。長年しみついた習慣を変えるには、それなりの努力が必要です。

でも、これができた方から、みなさん自律神経の症状がなくなっていきます。これは、整体師としての私の経験からも、はっきりということができます。その効果に私自身も驚いているくらいです。

◆自律神経を乱す人が陥りがちな思考パターン

とはいえ、考え方を切り替えようと努力をしても、上手くいかなかったり、どうしても、「同じところでグルグル悩む」習慣が残ってしまう方がいます。

でも、ご安心ください。これは、「悩む」根本原因に気づくことで、大きく改善することができるのです。

精神的ストレスから自律神経が乱れてしまう方の多くは、同じ考え方のパターンをしている傾向があります。

ストレスを生み出す10個の思考パターンがあり、このパターンの考え方をすると、自分自身でストレスをどんどん作り出してしまうのです。

10個の思考パターンの傾向が強ければ強いほど、ストレスも強くなります。

自律神経の乱れによる症状が出ていなくても、この10個の思考パターンに当てはまる方は、知らず知らずのうちに心身の調子を崩すことにつながっていくので、注意が必要です。

精神的ストレスを生み出さず、ストレスがあったとしても、少しでも軽くすることができれば、自律神経が乱れることを自分自身で調整することができるようになります。

薬に頼らず、自分自身でコントロールすることができれば、こんなにいいことはありません。

ここでは、精神的ストレスを減らすための、考え方の根本的な切り替え法をご紹介していきます。

10個の思考パターンとは、アメリカの精神医学者デビッド・D・バーンズ博士が唱える認知療法の「認知の歪み」という定義のことです。

自分自身を変えるためには、まず自分自身の考え方や感情を理解することから始めます。

その考え方や感情のクセを変えていくことが、最終的に自分自身を変えていくことにつながるのです。

ストレスを抱えているいまの自分から抜け出したい方や、一刻も早く症状を改善したいと思う方は、ぜひすぐにでも取り組んでみてください。

「誰かに変えてもらうのではなく、自分自身で克服するのだ！」

という強い意志を持って頑張れば、必ず変えることができます。

☆認知の歪み（10個の思考パターン）

1．全か無か思考

物事は、白か黒かのどちらかに決めることはできず、たいていその中間に収まることがほとんどです。しかし、そういったあいまいな考え方を嫌い、白か黒かに決めたがってしまう考え方のこと。

0か100かしかない、という考え方でもあります。

（例） 好きか嫌いかしかなく、その中間がない。100点を取れないならやる必要がない、など。完璧主義はその典型例。

（対処法） あいまいさや妥協を認めることが必要。

2．一般化のし過ぎ

一度や二度、よくない出来事があると、「いつも自分はこうだ」「今回も絶対に上手くいかないのだ」などと一般化してしまう考え方のこと。

（例） 1週間のうち、6日は仕事が上手くいったのに、1日でも失敗した日があると、「ああ、いつも自分は失敗ばかりだ。自分なんか出世することもできないのだ」と考えてしまう。

たった1人に嫌われただけなのに、みんな自分のことが嫌いなのだ、などと思ってしまう。

（対処法） 普段は上手くいっているんだから大丈夫。みんなの中で、あの人だけが私を嫌いなだけだ、などと考えるようにする。客観的な見方をする。

3．心のフィルター

全体の中の1つのよくないことだけに、視点を向けてしまう考え方のこと。

（例）10個の症状があった人が、9個よくなっていて、1個だけ症状が残ってしまっている時に、1個の残っている症状ばかりが気になり、いつまでも治らないと思ってしまっている状態。いいことを無視してしまう、など。

（対処法） 視点を「悪いこと」から「いいこと」に変えること。

4．マイナス化思考

「3．心のフィルター」は、いいことを無視してしまうが、マイナス化思考は、いいことを悪いことにすり替えてしまう考え方のこと。

（例） せっかく成功したことを「どうせまぐれだ」と考えてしまう、など。

（対処法） 成功は成功としてとらえる。まぐれではなくて、努力の結果だと考える。

5．結論の飛躍

根拠もないのに、悪い結論を勝手に予測する。

人に対して→心の読み過ぎ。他人の行動や言動を勝手に決めつけてしまう。

物事に対して→先読みの誤り。

（人に対しての例） 他人が黙っているのをみて、「いま、怒っている」と勝手に決めつける。そっけない態度をされたら、嫌われていると思い込む、など。

（物事に対しての例） 結論を決めつけてしまう。私はこのまま治らないのだ。私は一生ダメなままだ、など。

（対処法） 根拠のない結論を勝手に出さないこと。

6．拡大解釈（破滅化）と過小評価

失敗や悪いことを大きく考え、成功やいいことを小さく考えること。「1．全か無か思考」や、「4．マイナス化思考」とも似たところがある。

（例） 小さなミスをしただけなのに、これですべてが台無しだと考える。

（対処法） 成功は成功、失敗は失敗。いいことはいいこと、悪いことは悪いことと、客観的な視点を持つこと。

7．感情的決めつけ

自分の感情が現実であるかと思い込んでしまうこと。

（例）不安を感じている→だから失敗する。気分が落ち込む→だからこのまま治らない、など。

（対処法）気分や感情は、一過性のことが多く、いつまでも続くわけではないし、次の瞬間には、楽しくなるかもしれない。気分をよくしたり、いいことを探したりすることが必要。

8. すべき思考

「〜すべき」「〜すべきでない」「〜しなければならない」という考え方のこと。

（例） 期限が絶対ではないのに、いつまでにやらなければならないと思いつめて、自分自身を追い込んでしまい、プレッシャーを感じている。他人をみて、「〜すべきだ」とか「〜すべきでない」などといってしまう、など。

（対処法） 〜しなければならないことなんて、ない！　と考える。

9. レッテル貼り

上手くいかなかった時や、失敗をした時にネガティブなレッテルを貼ってしまうこと。

（例） 上手くいかないから、自分は負け組だ。「2．一般化のし過ぎ」の「いつも自分は失敗ばかりだ。自分なんか出世することもできないのだ」＝負け組、というようにレッテルを貼ってしまうこと、など。

（対処法） 決めつけない。上手くいかなくても、次は上手くいくこともある。やり方しだいで、負け組ではなくなる、などと考える。

10．個人化（自己関連付け）

悪いことが起こった時に、自分に責任がない場合でも、自分のせいにしてしまう考え方のこと。

（例） 他の人が仕事で失敗しているのをみて、自分が助けてあげられなかったから失敗してしまったのだ、全部自分のせいだ、と思う。
子どもが大人になって悪いことをしてしまった時に、すべて自分の育て方が間違っていたのだと思う、など。

（対処法） 他人がやってしまったことは、すべて自分のせいではない。他人に１００％の影響を与えることはできない、と考える。

◆自分の思考パターンを変えるには？

認知の歪み（10個の思考パターン）に当てはまっているものはありましたでしょうか？

当てはまっているものがあれば、ストレスを生み出す原因となりますので、それをしっかり認識して、パターンに当てはまらない考え方に変えていくことが必要です。

例えば、「5．結論の飛躍」にある、根拠もないのに悪い結論を勝手に予測する、という考え方のクセがあったとしましょう。

この場合、ただ「悩む」のではなく、悪い結論になる根拠をきっちり「考える」ようにします。

客観的に考えて、もし根拠が乏しかったり、なかったりすれば、実際には悪い結論になることの確率のほうが少ないと考えられます。「悪い結論になる根拠がないから、きっと上手くいく」と思うようにするのです。

物事には、必ずいい面と悪い面があります。いい面をみるのも悪い面をみるのも、すべて自分自身が決めていることです。

起きた物事にいい面と悪い面があるのなら、いい面をみたほうが、人生は楽しいはずです。

優秀なスポーツ選手は、勝った時のイメージを想像したり、一番速くゴールすることを想像することによって、イメージしたことを現実にしていきます。

いいことを想像するということは、楽しいこと、好きなこと、リラックスできることにもつながりますから、副交感神経が働き、心と体のパフォーマンスを最大限に発揮することにつながるのです。


もし、自分の中にストレスを生み出す認知の歪みがあれば、まずはそれをしっかり認識してください。そして、自分に当てはまる認知の歪みに応じて、ストレスにならない対応のパターンを考え出して、それぞれの状況に応じた、自分なりの考え方の引き出しを増やしていきましょう。

◆性格は変えられないが、考え方のクセは変えられる

認知の歪みの思考パターンにはまってしまっている方は、その考え方が習慣となっているので、自分自身では、その考え方が当たり前になってしまっていることがあります。

そういう人は、自分自身がストレスを生み出す考え方をしていることにすら、気がつかなくなっているかもしれません。

自分はもともと、不安や心配を抱えたり、イライラしやすかったりする性格なのだから仕方がない、と口にする方も、本当にたくさんいます。

性格の大部分は、考え方です。

生まれつきの性格だと思えてしまうくらい習慣になっているだけなのです。

幼稚園児などの小さな子どもをみていると、みんな自分に自信を持っていて、人それぞれ本当に豊かな個性があると感じられるでしょう。この個性がもともとの性格です。

では、大人になってからの性格とは、いったいなんなのでしょうか？

それぞれ人生経験を積んでいく中で、いくつもの成功体験、失敗体験があると思います。

こうしたから上手くいった、この方法がよかった、この時にはこうすればよかったといった考え方がだんだんと積み重なり、いつしか自分の中の常識ができあがっていくのです。

そして、いつしか、この自分の中の常識こそが正しいと思い始めるのです。

この正しいと思える常識にもとづいて考えたり、行動している習慣が、大人になってからの性格です。大人になってからの性格の大部分は、自分の経験にもとづいた考え方ですから、変えることができます。生まれ持っての性格は変えられませんが、考え方は変えられるのです。

だからこそ、まずは自分自身を客観視し、考え方のパターンを知ることが重要なのです。

人間は、困った時にだけ、変わることができます。心身に不調が出て困っているのなら、それは「いまが変わる時ですよ」と教えてくれているサインだと考えましょう。不調で困っているいまこそ、あなたが変わる時なのです。

◆忙しい時ほど「休み」を先に決める

仕事が忙しいから、休むことは後回しにして、休日出勤しよう。

やらなければいけないことが多いから、体調が悪いけど病院には行かず、市販薬を飲んで済ませてしまおう。

繁忙期だから、自律神経失調症といわれたが、薬を飲んで出勤し続けよう。

うつ病と診断されたけど、誰にも打ち明けず、休職せずに薬を飲んで出勤しよう。

仕事が忙しいから、家のことで忙しいから……。

自律神経を乱して心身の不調を抱えている方の多くは、真面目で一生懸命、他人に迷惑をかけないようにしようと考えています。そのため、自分のことを後回しにしがちです。

スケジュールを組む時にも、先に仕事や家事の予定を入れて、余った日や時間ができたら、後から休みを入れる傾向があります。

そんなスケジューリングをしていたら、いつ休めるのでしょうか？　時間があったら休もうと考えていて、本当に休みが取れるものでしょうか？

休むということは、生きている以上、とても大事なことです。

人間も動物ですから、休むことをしなければ、死んでしまいます。動物園の動物をみて、昼寝をしていたら、「休むな！」なんて思わないでしょう。なぜ、自分だけは休まないで働き続けられると思っているのでしょうか？

休むのは大事なこと。だから、スケジュールを組む時には、休みを先に入れて、残ったところに用事を入れるようにしましょう。

全部急ぎの用事だから、先にやらなければならないと思っていること自体が、「認知の歪み」なのです。休むことより先にやらなければならないことなんて、本当はないのです。

◆整体師がなぜ、認知の歪みをアドバイスするのか

会社員時代、私自身がうつ病になって休職し、復職、元気な状態になる過程の中で、最初に自分の体を回復させることから始めました。

簡単な短時間のストレッチから始めて、少しずつ時間を延ばし、長時間のストレッチができるようになりました。

次は短時間のウォーキングをおこなって、徐々に距離を延ばしていきました。やがて高尾山（標高599メートル）にも登り、ラクに登れるようになったら、ランニングをおこなうようにしました。

そのように体を回復させたら、気力も湧いてくるようになり、復職することができました。

復職し、長時間の仕事をしても疲れなくなったと思った後でも、時々体調が悪いと感じることがありました。

その原因をよく考えてみると、精神的ストレスが強くなった時でした。すっかり体を回復させてきたのに、まだ体調が悪くなるのかと、とてもガッカリした記憶があります。


私の場合は、認知の歪みでいうと、「1．全か無か思考」と、「8．すべき思考」の二つが、とても強くありました。

完璧主義が強過ぎて、他人に対しても、自分に対しても、常に不満があってイライラしているような状態でした。

イライラが強くなると、体の不調を感じることに気がつき、そこで初めて自分自身の考え方に問題があることに思い至ったのです。

そのことに気がついてからは、毎日イライラしない考え方はないのだろうか？　と自問自答を続けました。

そうして、徐々にイライラしない考え方のパターンが増えてくると、不思議と体の不調は出なくなっていたのです。

その時は、認知の歪みという概念を知らなかったので、毎日コツコツ変えるという大変な作業でした。しかし、頑張って認知を変える努力をし続けた結果、ストレスを感じることがどんどん減っていきました。

そして、私自身の認知の歪みを変えることによって、サラリーマンとして働かなければならない、という考え方から解放されました。そこから自律神経専門の整体師として独立し、いまは元気に自分らしく仕事を続けられています。

うつ病になった当時は、人生の終わりのような気がして、本当に苦しみました。しかし、いまでは私の経験を活かして、困っている方が元気になり、喜んでいただけることによって、うつ病になってよかったと思えるようにまでなっています。考え方を変える重要性についても身をもって感じているのです。

それでも完全にゼロになったわけではないので、いまでも認知の歪みの思考パターンを変える努力は続けています。

◆体と心、両方とも元気にするために

私の整体院に通ってくるうつ病の方も、この認知の歪みを変える取り組みをしていただいていますが、体の調子が悪い間は、説明してもなかなか受け入れづらいようです。

そのため、まずは整体的アプローチによって、筋肉の緊張やコリを柔らかくし、歪みを正して、呼吸を深く大きくできるようにします。そうすることで、自律神経が整い、体から回復していきます。

その後に、先ほどの認知の歪みの説明をして、考え方のクセを変える努力をおこなうと、驚くほど効果が表れ、心身が根本的によくなり、再び悪い状態がぶり返すことがなくなるということがわかりました。

ですので、私自身の体験から、また、自律神経専門整体師としての経験からも、体を元気にしたうえで、考え方のクセを変える訓練をする、という流れが現時点ではベストだと確信しています。

体と心は一体なので、どちらか一方でもよくないと、また悪い状態に戻ってしまいます。

体と心が両方元気になって初めて、本当に克服できたといえるのです。

ただし、体が元気になった時点で、注意すべきことがあります。

人間は、どうしても体が元気になると嬉しくなってしまうのか、そのぶんだけ動き回ったり、元気に振る舞いたくなるものです。

例えば､元気になって復職した後に､会社の仲間から飲み会の誘いがあったとします。

自分自身も元気になったから行きたい気持ちもあり、また、せっかく誘ってくれたのだから行かなければ悪いとも思い、飲み会に行って､エネルギーを使い果たした結果､具合が悪い状態に逆戻りしてしまうパターンです。私自身、このパターンをたくさんみてきました。

これも、誘われたので飲み会に参加しなければならないという「認知の歪み」から抜け出せておらず、自分自身にストレスを与えてしまった結果でもあります。

体が元気になっても、1年くらいは、よくない状態の時と同じくらいのレベルで活動することが重要になります。

元の仕事と同じ量をやらなければならないとか、残業をして取り返さなければならないとか、小さなミスをしたからまだ自分はダメだ、などと思い込むことは、認知の歪みの思考パターンを変えれば、考えなくて済むことばかりです。

本当の意味でよくなるということは、体を元気にした後に、考え方のクセも改善して、心も元気になることなのです。

第5章

自律神経が整いやすくなる生活習慣

◆朝日が持っている、すごいパワー

最後の章では、私が整体院に来られる患者さんにアドバイスしている、自律神経を整える生活習慣について、ご紹介します。

前述したように、自律神経の乱れには睡眠が大きく影響します。睡眠の質をよくすれば、体が回復し、自律神経も整いやすくなるからです。睡眠の質をよくし、自律神経を整えるのに欠かせないのがセロトニン。この物質を活性させる方法をご紹介しておきましょう。

一つ目は、朝日を浴びるということ。

朝日には、体内時計（サーカディアンリズム）をリセットする効果があります。このサーカディアンリズムが狂ってしまうと、睡眠が上手く取れなくなりますから、自律神経も乱れやすくなります。

サーカディアンリズムは、ぴったり24時間ではなく、24時間11分という中途半端なサイクルだということがわかっています。

つまり、私たちが暮らしている一日24時間のリズムとは、毎日11分のズレが発生しているのです。

そのため、サーカディアンリズムを日々リセットしないと、体内時計が後ろにズレていき、サーカディアンリズムが乱れたり、睡眠が上手く取れなくなってしまいます。不規則な生活を送っていると、寝る時間がだんだん遅くなってくるのはこのためです。

そうならないためにも、朝日を浴びて、体内時計を日々リセットすることが大切です。


また、朝日を浴びることのもう一つのメリットとして、朝日が目に入ることで、セロトニンを作り出すという作用もあります。

朝、セロトニンがしっかり作り出されれば、午後以降に、眠りのホルモンであるメラトニンに変化するので、夜は眠りやすくなります。

睡眠がしっかり取れれば、自律神経は整いやすくなりますし、副交感神経の働きもよくなります。

では、朝日を浴びるのは、何時くらいがいいのでしょうか？

これも現在のところ、はっきりとした根拠などないのですが、できれば8時半くらいまでの朝日がいいといわれています。

日中の日の光と違って、朝日は、体内時計をリセットさせたり、セロトニンを活性化させたりする光であると考えられているからです。

では、曇りの日や雨の日はどうすればいいのか？　という質問もよくいただきますが、曇りや雨の日の光でも、セロトニンを活性化させる光量が十分あるといわれていますから、窓際などで朝日を浴びるようにしてください。

また、太陽を直接見たほうがいいのか？　という質問もよくいただきますが、直射日光を直接見てしまうと目によくないので、直接は見ないようにしましょう。

朝日が入る窓際でガラス越しに浴びるとか、ベランダに出て景色を眺めながら浴びるだけでも十分に効果があります。

もちろん、余裕があれば、朝日が出ている時間に外を歩くことが一番いいでしょう。

◆セロトニンを活性化させる簡単運動

セロトニンを活性化させる方法の二つ目は、リズム運動です。

タンタンタンと一定のリズムを刻む運動は、セロトニンを活性化させてくれる効果があることがわかっています。

リズム運動には、ウォーキングやジョギング、水泳をする、ダンスを踊る、太鼓を叩く、ヨガや太極拳をおこなうなどがあります。

その中でも私は、ウォーキング＝歩くことをお勧めします。

朝日が出ている時間に外を歩くことが一番いいといいましたが、朝のうちに歩くということは、朝日を浴びながらリズム運動をおこない、かつ、有酸素運動を同時におこなうことにもなるからです。

有酸素運動をおこなうことにより、脳の神経伝達物質自体が出やすくなるといわれています。セロトニンも神経伝達物質の一つです。

さらには、血行がよくなることや、適度に体が疲れて、睡眠の質が改善されることもわかっています。

整体の観点からみても、歩くことは、体の歪みを整える効果や、筋力を衰えさせない効果、硬くなった筋肉を柔らかくする効果も期待できます。

その他、歩くことで、内臓が刺激され、内臓の働きがよくなるともいわれています。そもそも人間は二足歩行の動物ですから、歩くことにより、体調が整うようにできているのです。

だから、朝日を浴びながら外を歩くのが、何より効果的なのです。

◆ふれあいがもたらす驚くべき効果

セロトニンを活性化させる方法の三つ目は、グルーミングです。

グルーミングとは、「人とのふれあい」だと考えてください。

動物は、仲間と直接ふれあうことによって、ストレスを軽減させているといわれています。

人間も、同じように人とふれあうことによって、ストレスを軽減させることができるのです。

ふれあいといっても、動物のように直接肌を接触させることだけが、ふれあいではありません。

みんなで楽しくおしゃべりをする、ご飯を食べる、仕事帰りに気の置けない仲間と一杯飲みに行くなども立派なふれあいです。

ふれあってコミュニケーションを取ることよって、ストレスを軽減させることができ、セロトニンの分泌も増えていきます。

ただし、付き合いたくもない相手と無理をして付き合うと、それは単なるストレスにしかならないので、やめたほうがいいでしょう。

ほかにも、馬に乗る、ペットとふれあう、イルカとふれあうといった心理療法があるように、動物とのふれあいもいいでしょう。

ここでも、整体の有効性が高いと思っています。

整体は、直接体に触れることから、まさにふれあうことなのです。

みなさんも整体やマッサージなどを受けて、「癒やされたなあ」と感じることがあると思います。

単純に体がラクになったというだけでなく、なんとなく癒やされたという感覚があるのは、このグルーミングによる効果だということができます。グルーミング効果によって、セロトニンが活性化され、副交感神経の働きも高まっているのです。

ちなみに、私は自律神経専門の整体師として、このグルーミングによるリラックス効果に加えて、直接、副交感神経を高める施術をしています。

私が施術できる人数は、物理的にも時間的にも限りがありますが、これまでご紹介してきたストレッチなどの整体的アプローチや日常習慣に加えて、このグルーミングによっても、セロトニンが活性化し、ストレスを軽減できるということを覚えておいてください。

◆なぜ私は自律神経失調症・うつ病を克服できたのか

この章の最後で、なぜ、私自身が自力でうつ病を克服することができたのかをお話ししたいと思います。

私は、抗うつ薬を飲むと、副作用でとにかく寝てしまうという傾向がありました。寝ても寝ても寝足りず、とにかく眠かったのを覚えています。ひたすらたくさん寝たので、休職してしばらくしたら、体の疲労は取れてきました。

そんな時に、このままずっと寝ていたら、社会人としての健全な生活は二度と送れなくなってしまうと不安を覚えるようになりました。

そこで、薬に頼らず、自分自身の力で治す方法はないかと考えるようになったのが、うつ病から抜け出すきっかけでした。

当時は、うつ病改善に関する情報はインターネットにもほとんど見当たらず、書籍でも、「うつ病は心の風邪。心と体をしっかり休ませてあげましょう」といった程度のことしか書かれておらず、どこにも情報がないのなら、自分で作り出すしかないと思ったのです。

うつ病になる前は、自分はどのような生活をしていたのか？ それをやめたらどんな変化が体に出るのか？ ということを徹底して追究していきました。

また、高校時代に長距離走の選手だったのですが、どんなに練習がきつくても、うつ病にならなかったのに、なぜ、いまうつ病になったのか？ 体の力がなくなったからうつ病になったのではないか？ と考えるようになりました。

とにかくいろいろなことを自分に試して、体の反応がいいのか悪いのかをみて、判断していきました。とことん自分でやってみて、それでもダメだったら死のうとまで思っていました。

そして、前にも触れましたが、食事を改善し、運動をおこない、考え方を変えることを実践したのです。

非常にシンプルなことですが、意志を貫き通すことが何よりも大変で、これ以上ないと思えるくらい自分に厳しく徹底しました。

うつ病の時には「頑張ってはいけない」といいますが、嘘でした。そんな時に仕事などを頑張ろうとしてはいけませんが、治すための頑張りは、必要不可欠でした。

それは、言い換えれば、誰かに治してもらうものではなく、自分で克服するものだということ。それをやり切ったからこそ、私はうつ病を克服できたのだと思っています。

◆私が実践した食事・運動・考え方

より具体的に紹介しましょう。

まずは、食事です。

食事は、和食を中心にしていました。

要は、一般的な日本の家庭料理です。野菜を中心に、肉よりも魚が多い食事を取っていたのです。

これは、うつ病のために一人暮らしができなくなり、実家に戻らざるをえなくなったため、自然に両親が食べているものと同じメニューを食べることになったというのが、実際のところです。

ただ、そうしていると体の調子がよかったため、そのまま続けていました。

うつ病になる前には、コーヒーを一日10杯くらい飲んでいたのですが、飲み物はすべて水に替えました。これも、そのほうが体の調子がよかったためです。

次に運動です。

前章でも少し触れましたが、最初は5分のストレッチから始めました。毎日5分ずつ伸ばし、60分のストレッチができてきたら、一日二回に増やし、さらに10分のウォーキングをプラスして、60分まで歩けるようにしました。

その後は、一日二回、60分のストレッチに、毎日午前中に高尾山の往復（登り下り）をおこないました。

高尾登山がラクにできるようになったら、一日二回のストレッチに、20分ウォーキング＋20分ランニング＋20分ウォーキングを組み合わせておこない、最終的に60分のランニングが息切れしないでできるところまでいきました。

ここまでできるようになった時には、自然に復職したいと思えるようになっていました。

復職後は、仕事上の小さなアクシデントや面倒なことが出てくるたびに、こういう場合にどう考えたらいいのかを、いつも自分に問いかけ、ストレスにならない考え方を作り出していくことを意識的におこないました。

イメージとしては、自分の中に、考え方の引き出しがいっぱいあるタンスを作る、といったところです。

その引き出しの数が増えていけばいくほど、このストレスの事柄には、この考え方のパターンというように、それぞれの状況に応じてケース・バイ・ケースで対応できるようになっていきます。

そうすると、どんなストレスでも軽減できるようになっていったのです。

これらの方法は、すべての人にまったく同じ効果が表れるとは限らないかもしれませんが、少なくともこの方法で私を含め、私の整体院に来られて元気になった方がたくさんいらっしゃることは間違いありません。

◆全身の筋肉をゆるめる習慣を

これまでに首・肩・腰・お尻周辺のストレッチを紹介してきました。

そこだけに限らず、自律神経のバランスを良好に保つには、全身の筋肉をゆるめておいたほうがいいことは間違いありません。そこで、私が実際におこなっていた、そのほかの部位のストレッチもご紹介しておきます。

ぜひ、日常的に実践されることをお勧めします。

足のストレッチ1

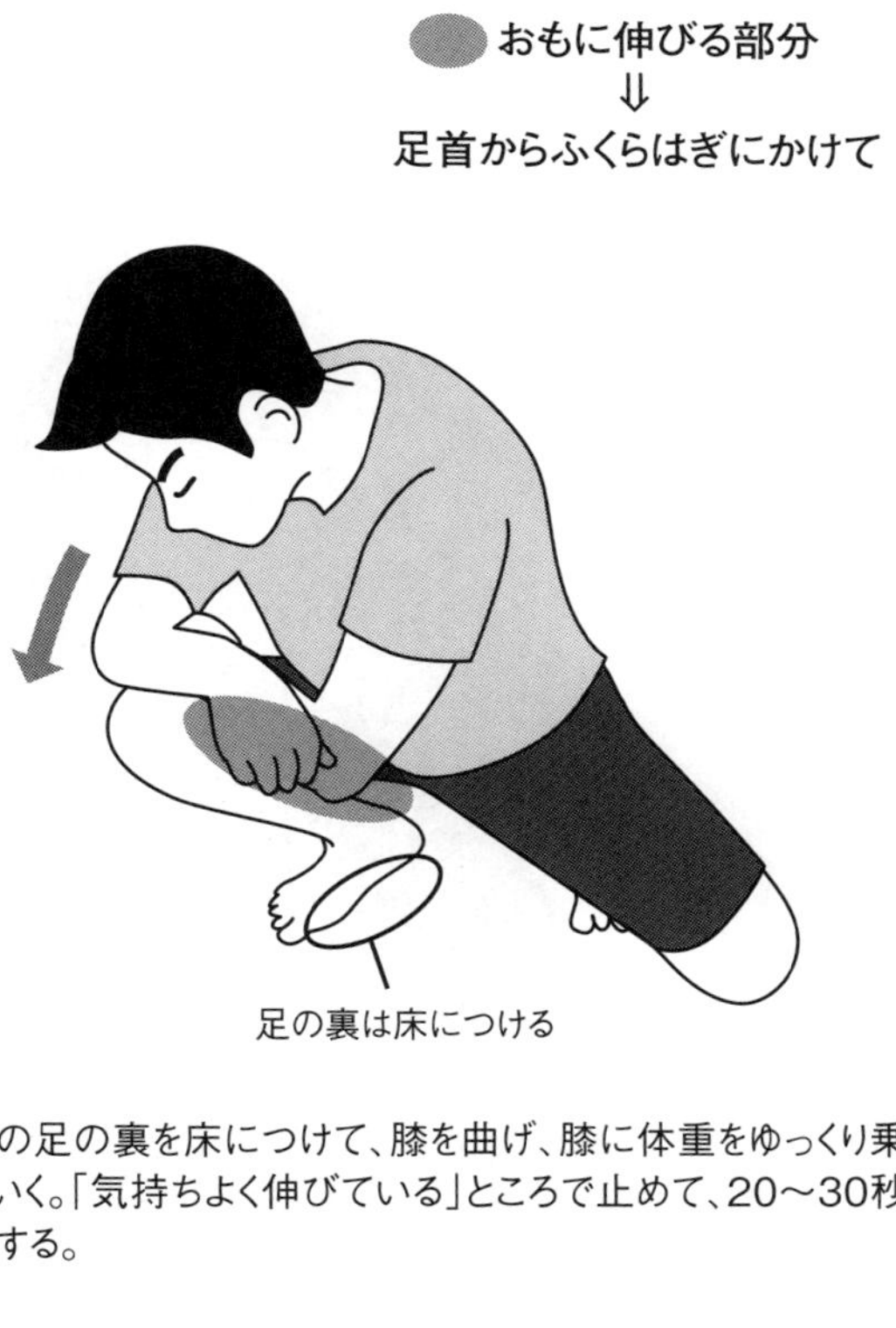

おもに伸びる部分
⇓
足首からふくらはぎにかけて
足の裏は床につける

片方の足の裏を床につけて、膝を曲げ、膝に体重をゆっくり乗せていく。「気持ちよく伸びている」ところで止めて、20〜30秒維持する。

目安の回数　⇒　左右それぞれ2〜3回

足のストレッチ 2

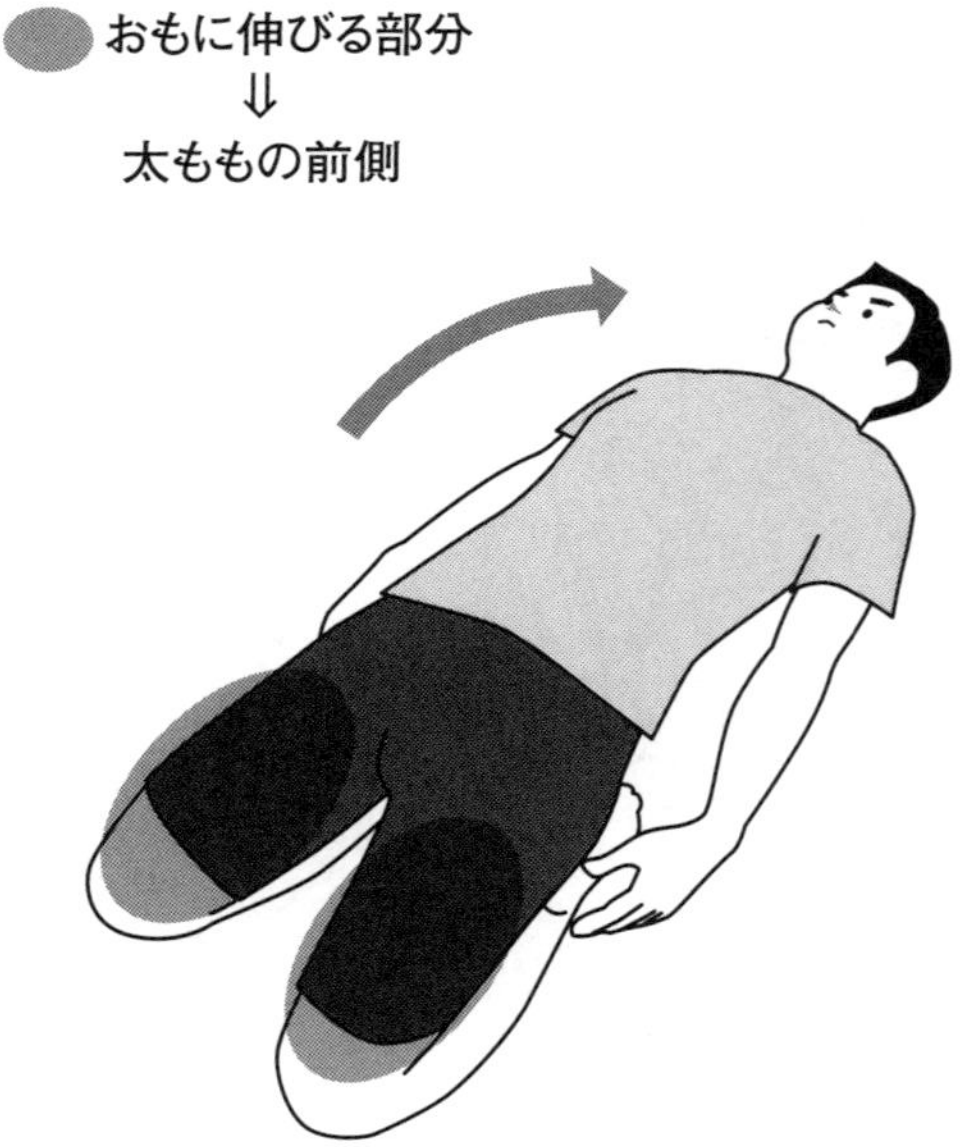

膝を曲げて両足を折り込み、後ろに寝る。完全に寝られなくても、できるところまででOK。「気持ちよく伸びている」ところで止めて、20〜30秒維持する。

※ももや膝などが痛いのを我慢してまで伸ばさないように。

目安の回数 ⇒ 3〜5回

手首と腕のストレッチ1

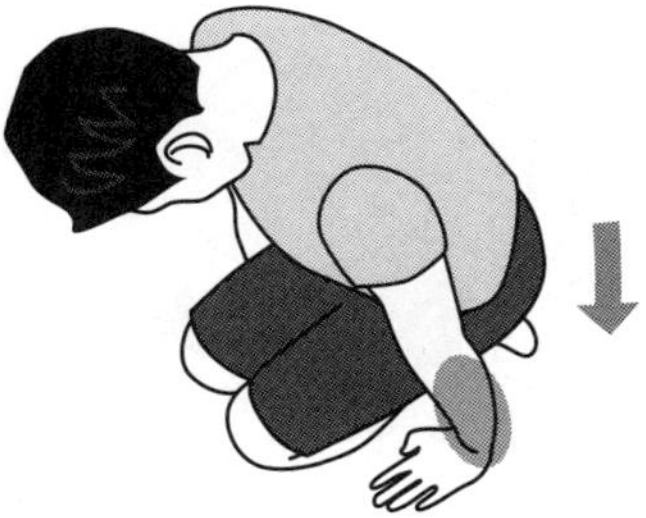

手のひらを床につけた状態で、指先を前に向けて、腕の筋肉を伸ばす。「気持ちよく伸びている」ところで止めて、20〜30秒維持する。

● おもに伸びる部分
⇓
手首から前腕にかけて

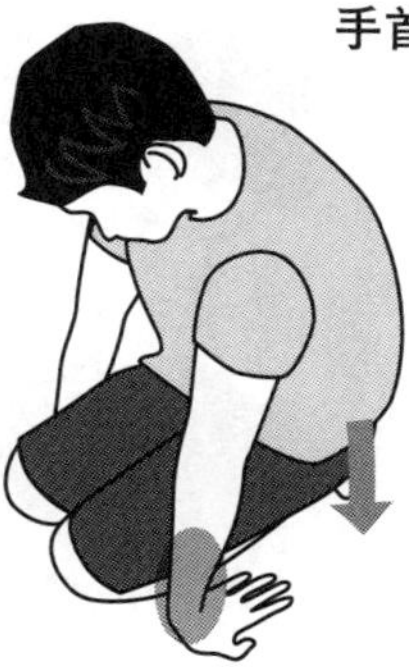

同じく、指先を後ろに向けて、腕の筋肉を伸ばす。

目安の回数　⇒　各2〜3回

手首と腕のストレッチ 2

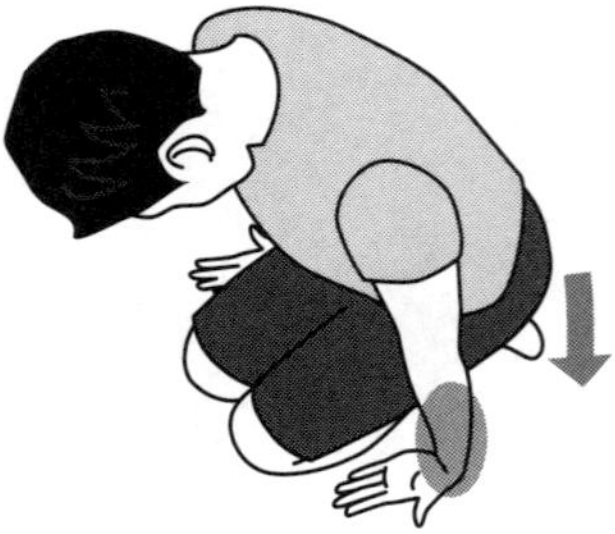

手の甲を床につけた上体で、指先を前に向けて、腕の筋肉を伸ばす。

おもに伸びる部分
⇓
手首から前腕にかけて

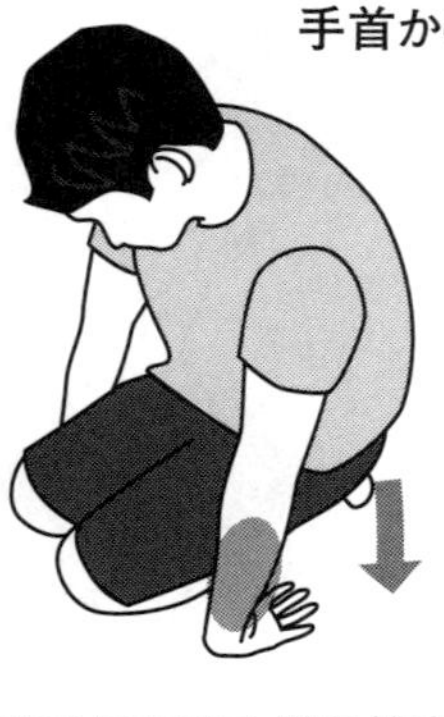

同じく、指先を後ろに向けて、腕の筋肉を伸ばす。

目安の回数　⇒　各2〜3回

背中のストレッチ１

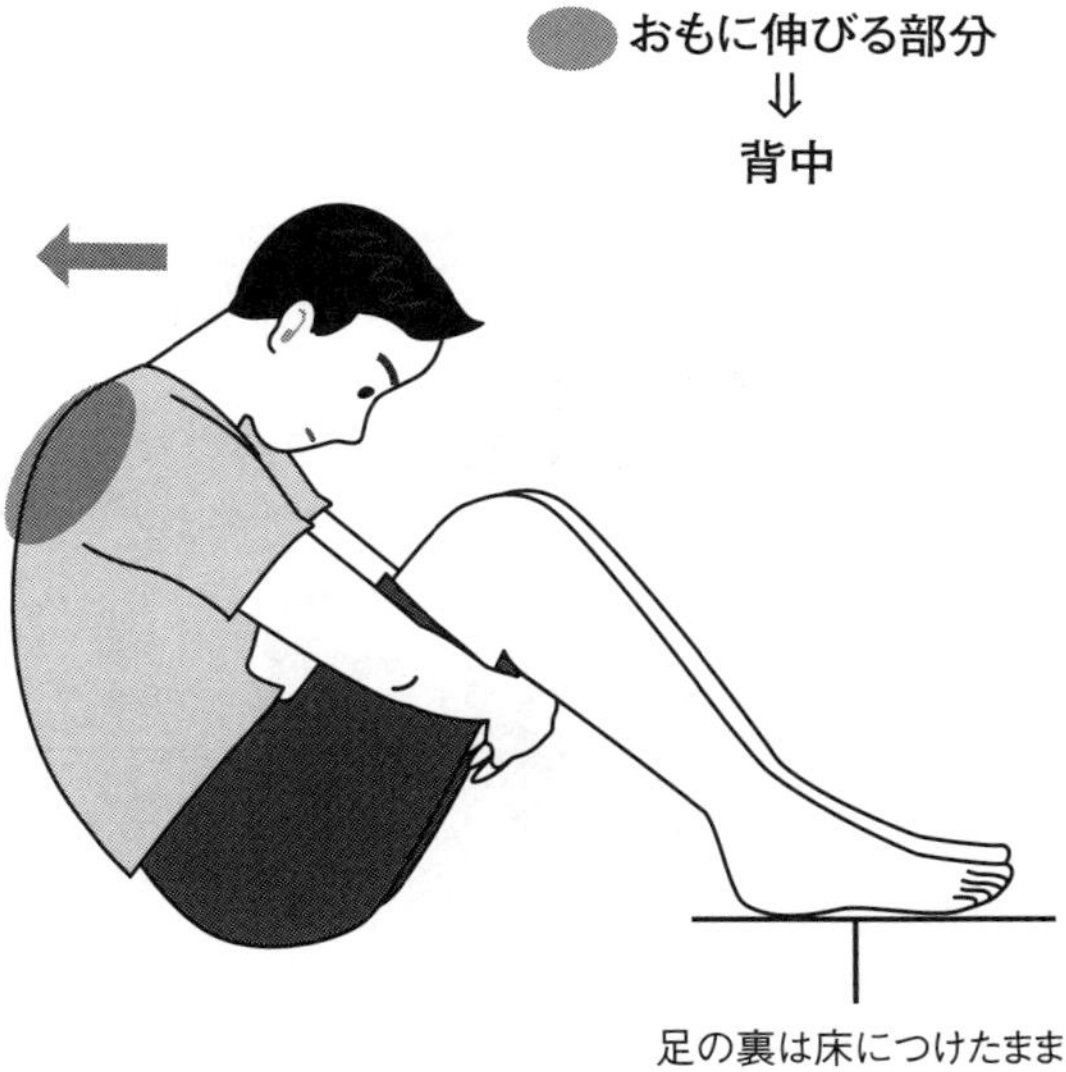

膝の裏に両手を通して組み、肩甲骨あたりの筋肉を伸ばすイメージで、背中をゆっくり後ろに倒す。「気持ちよく伸びている」ところで止めて、20〜30秒維持する。

目安の回数　⇒　3〜5回

背中のストレッチ２

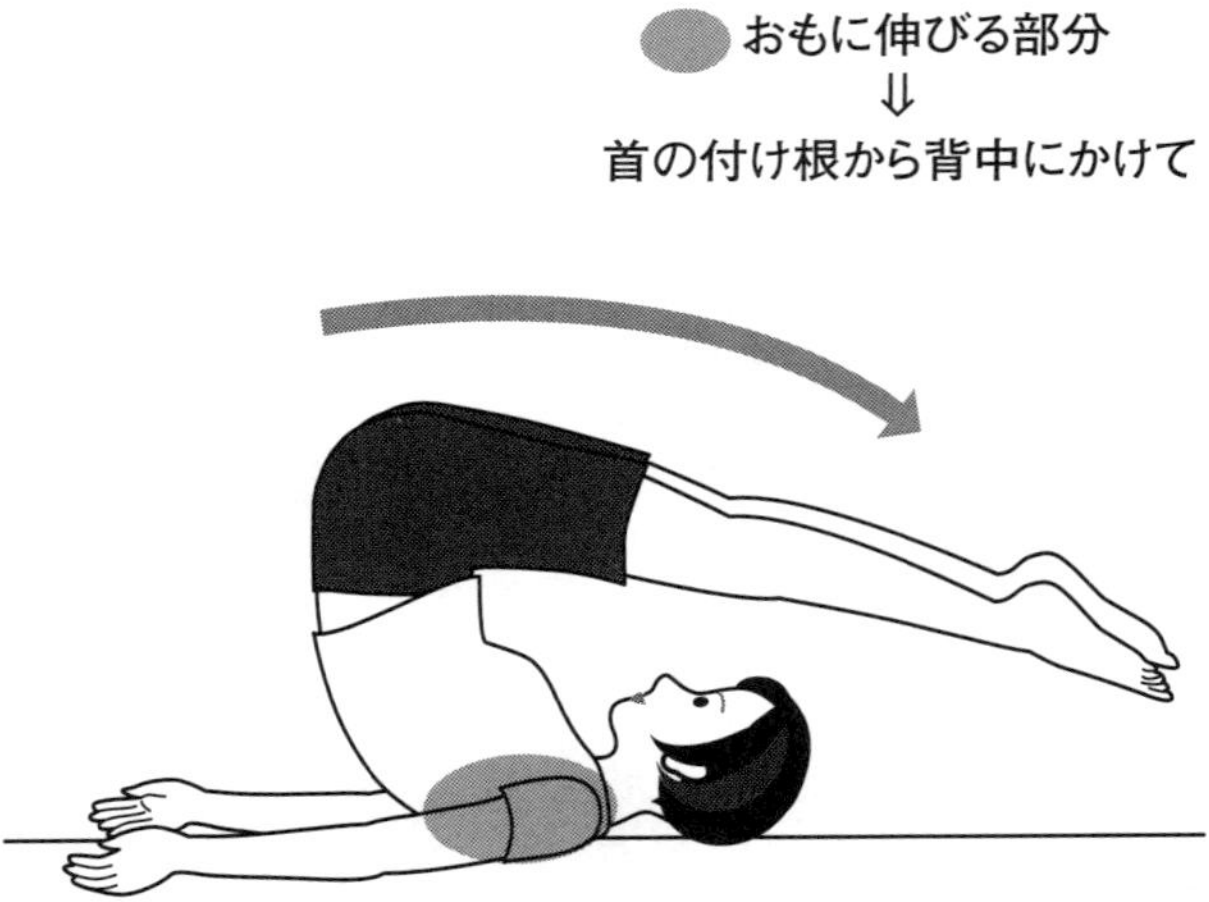

仰向けに寝て、両足を持ち上げ、頭の先の床につま先をつけるイメージで体を曲げていく。無理に床につけなくてもできるところまででOK。「気持ちよく伸びている」ところで止めて、20〜30秒維持する。

※膝はできるだけ曲げないようにする。
※首などに痛みがある場合は、けっして無理をしない。

目安の回数 ⇒ 3〜5回

おわりに――「自分で克服する」という気持ちが重要

この本の中で、自律神経を整える方法をいろいろご紹介してきましたが、本を読んで治し方を知ったからといって、治るものではありません。

医者に治してもらえばいいや、整体に通えばいいや、そんな気持ちではよくなりません。

本文でも触れましたが、「自分で克服する」という気持ちが最も重要です。

自律神経の乱れによる症状や、うつ病、パニック障害は、誰かに治してもらうものではなく、自分で克服するものなのです。

なぜなら、それは考え方なども含めて、あなたの生活習慣によって作り出されたものなので、あなたの生活習慣を変えることが必要だからです。

あなたの生活習慣を変えることができるのは、あなた自身しかいません。

「自分自身が克服する」という気持ちで頑張ってください。
私はいつもあなたを応援しています。

元気になる整体院院長　原田賢

本書を執筆するにあたり、おもに次の図書を参考にさせていただきました。

『いやな気分よ、さようなら』（デビッド・D・バーンズ・著　野村総一郎ほか・訳　星和書店）
『脳からストレスを消す技術』（有田秀穂・著　サンマーク出版）
『朝5分の幸運習慣。セロトニン生活のすすめ』（有田秀穂・著　青春出版社）
『デジタル大辞泉』（小学館）

青春新書
INTELLIGENCE

こころ涌き立つ「知」の冒険

いまを生きる

"青春新書"は昭和三一年に——若い日に常にあなたの心の友として、その糧となり実になる多様な知恵が、生きる指標として勇気と力になり、すぐに役立つ——をモットーに創刊された。

そして昭和三八年、新しい時代の気運の中で、新書"プレイブックス"にその役目のバトンを渡した。「人生を自由自在に活動《プレイ》する」のキャッチコピーのもと——すべてのうっ積を吹きとばし、自由闊達な活動力を培養し、勇気と自信を生み出す最も楽しいシリーズ——となった。

いまや、私たちはバブル経済崩壊後の混沌とした価値観のただ中にいる。その価値観は常に未曾有の変貌を見せ、社会は少子高齢化し、地球規模の環境問題等は解決の兆しを見せない。私たちはあらゆる不安と懐疑に対峙している。

本シリーズ"青春新書インテリジェンス"はまさに、この時代の欲求によってプレイブックスから分化・刊行された。それは即ち、「心の中に自らの青春の輝きを失わない旺盛な知力、活力への欲求」に他ならない。応えるべきキャッチコピーは「こころ涌き立つ"知"の冒険」である。

予測のつかない時代にあって、一人ひとりの足元を照らし出すシリーズでありたいと願う。青春出版社は本年創業五〇周年を迎えた。これはひとえに長年に亘る多くの読者の熱いご支持の賜物である。社員一同深く感謝し、より一層世の中に希望と勇気の明るい光を放つ書籍を出版すべく、鋭意志すものである。

平成一七年

刊行者　小澤源太郎

著者紹介

原田　賢〈はらだ・けん〉

1976年東京生まれ。大学卒業後、サラリーマンとして販売やITエンジニア職などを経験、過度な労働から自律神経失調症、うつ病になり休職を余儀なくされる。その後、食生活や生活習慣を見直し、ストレッチや運動で体の回復をはかることで、自力で克服。4か月後に、職場復帰を果たす。復職後に受けたうつ病と自律神経専門の整体の効果に驚き、一念発起、サラリーマンを辞めて、自律神経失調症やうつ病の整体の施術や知識を学びながら、独自の整体技術と心理ケア術を確立。東京都八王子市に「自律神経専門整体　元気になる整体院」を開院し、1年に延べ2000人を施術、効果を上げている。

自律神経《じりつしんけい》を整《ととの》えるストレッチ　　青春新書 INTELLIGENCE

2016年10月15日　第1刷

著　者　原田《はらだ》　賢《けん》

発行者　小澤源太郎

責任編集　株式会社プライム涌光

電話　編集部　03(3203)2850

発行所　東京都新宿区若松町12番1号 〒162-0056　株式会社青春出版社

電話　営業部　03(3207)1916　振替番号　00190-7-98602

印刷・中央精版印刷　製本・ナショナル製本

ISBN978-4-413-04499-8

こころ涌き立つ「知」の冒険！

青春新書 INTELLIGENCE

数学者も驚いた、人間の知恵と宇宙観 一週間はなぜ7日になったのか	柳谷　晃	PI・361
図説 地図とあらすじでわかる！ 日本書紀と古代天皇	瀧音能之［監修］	PI・362
この一冊で iPS細胞が全部わかる	石浦章一［監修］ 金子隆一［著］ 新海裕美子［著］	PI・363
図説 浄土真宗の教えがわかる！ 親鸞と教行信証	加藤智見	PI・364
やってはいけないランニング 走りこむだけでは、「長く」「速く」走れません	鈴木清和	PI・365
心を元気にする論語 孔子が伝えたかった本当の教え	樫野紀元	PI・366
図説 地図とあらすじでわかる！ 最澄と比叡山	池田宗讓［監修］	PI・367
薬がいらない体になる食べ方	溝口　徹	PI・368
プロ野球 勝ち続ける意識改革	辻　発彦	PI・369
図説 江戸の暮らしを支えた先人の知恵！ 日本の暦と和算	中村　士［監修］	PI・370
発達障害の子どもが変わる食事	ジュリー・マシューズ［著］ 大森隆史［監修］ 小澤理絵［訳］	PI・371
吉本隆明の下町の愉しみ 日々を味わう贅沢	吉本隆明	PI・372
戦国武将の謎に迫る！ 諏訪大社と武田信玄	武光　誠	PI・373
ガンになる食べ方 消えていく食べ方	済陽高穂	PI・374
日本人はなぜそうしてしまうのか	新谷尚紀	PI・375
絆ストレス 「つながりたい」という病	香山リカ	PI・376
「また、あなたと仕事したい！」と言われる人の習慣	高野　登 志賀内泰弘	PI・377
変わる中国を読む50のキーワード いま一体、何が起きているのか	浅井信雄	PI・378
週末うつ なぜ休みになると体調を崩すのか	古賀良彦	PI・379
図説 東京の今昔を歩く！ 江戸の地図帳	正井泰夫［監修］	PI・380
最新遺伝学でわかった病気にならない人の習慣	石浦章一	PI・381
「老けない体」は骨で決まる	山田豊文	PI・382
図説 地図とあらすじでわかる！ 史記	渡辺精一［監修］	PI・383
パソコンの「超」裏ワザ 仕事が思い通りにはかどる	コスモピア パソコンスクール	PI・384

お願い ページわりの関係からここでは一部の既刊本しか掲載してありません。折り込みの出版案内もご参考にご覧ください。